U0273868

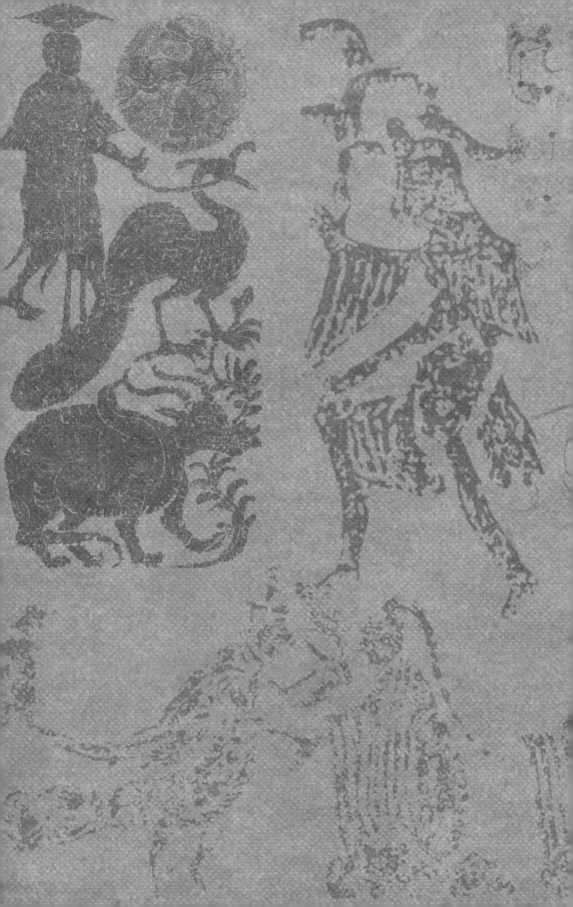

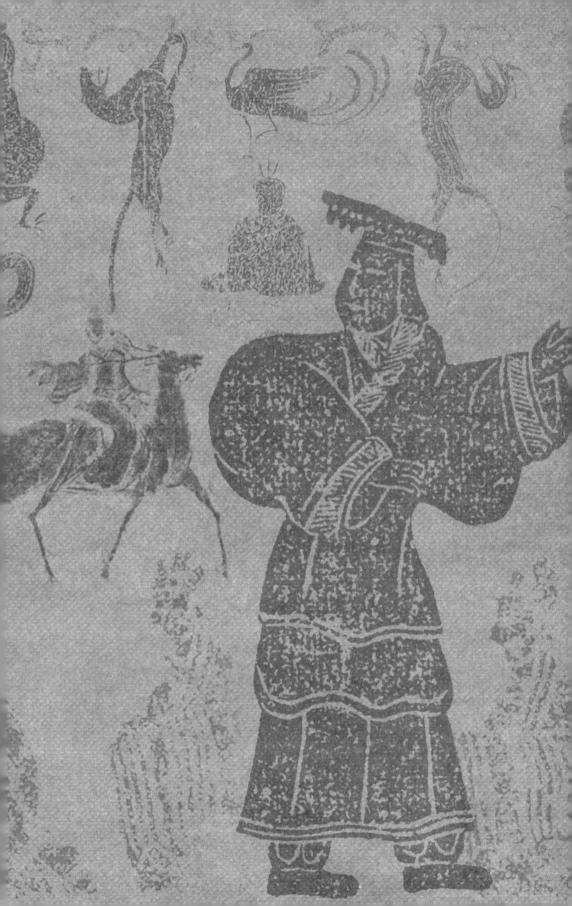

中国古医籍整理丛书

枕藏外科

清·佚名 著

王 丽 校注

中国中医药出版社

·北 京·

图书在版编目（CIP）数据

枕藏外科/（清）佚名著；王丽校注 . —北京：中国中医药出版社，2016.11

（中国古医籍整理丛书）

ISBN 978－7－5132－3279－1

Ⅰ . ①枕… Ⅱ . ①佚… ②王… Ⅲ . ①中医外科学—中国—清代 Ⅳ . ①R26

中国版本图书馆 CIP 数据核字（2016）第 077990 号

中 国 中 医 药 出 版 社 出 版

北京市朝阳区北三环东路 28 号易亨大厦 16 层

邮政编码 100013

传真 010 64405750

保定市中画美凯印刷有限公司印刷

各地新华书店经销

＊

开本 710×1000 1/16 印张 12 字数 47 千字

2016 年 11 月第 1 版 2016 年 11 月第 1 次印刷

书 号 ISBN 978－7－5132－3279－1

＊

定价 38.00 元

网址 www.cptcm.com

社长热线 010 64405720

购书热线 010 64065415 010 64065413

微信服务号 zgzyycbs

书店网址 csln.net/qksd/

官方微博 http://e.weibo.com/cptcm

淘宝天猫网址 http://zgzyycbs.tmall.com

国家中医药管理局
中医药古籍保护与利用能力建设项目
组织工作委员会

主 任 委 员 王国强

副 主 任 委 员 王志勇　李大宁

执 行 主 任 委 员 曹洪欣　苏钢强　王国辰　欧阳兵

执行副主任委员 李　昱　武　东　李秀明　张成博

委　　　　员

各省市项目组分管领导和主要专家

（山东省）武继彪　欧阳兵　张成博　贾青顺

（江苏省）吴勉华　周仲瑛　段金廒　胡　烈

（上海市）张怀琼　季　光　严世芸　段逸山

（福建省）阮诗玮　陈立典　李灿东　纪立金

（浙江省）徐伟伟　范永升　柴可群　盛增秀

（陕西省）黄立勋　呼　燕　魏少阳　苏荣彪

（河南省）夏祖昌　刘文第　韩新峰　许敬生

（辽宁省）杨关林　康廷国　石　岩　李德新

（四川省）杨殿兴　梁繁荣　余曙光　张　毅

各项目组负责人

王振国（山东省）　王旭东（江苏省）　张如青（上海市）

李灿东（福建省）　陈勇毅（浙江省）　焦振廉（陕西省）

蔡永敏（河南省）　鞠宝兆（辽宁省）　和中浚（四川省）

前 言

中医药古籍是传承中华优秀文化的重要载体，也是中医学传承数千年的知识宝库，凝聚着中华民族特有的精神价值、思维方法、生命理论和医疗经验，不仅对于传承中医学术具有重要的历史价值，更是现代中医药科技创新和学术进步的源头和根基。保护和利用好中医药古籍，是弘扬中国优秀传统文化、传承中医学术的必由之路，事关中医药事业发展全局。

1949 年以来，在政府的大力支持和推动下，开展了系统的中医药古籍整理研究。1958 年，国务院科学规划委员会古籍整理出版规划小组在北京成立，负责指导全国的古籍整理出版工作。1982 年，国务院古籍整理出版规划小组召开全国古籍整理出版规划会议，制定了《古籍整理出版规划（1982—1990）》，卫生部先后下达了两批 200 余种中医古籍整理任务，掀起了中医古籍整理研究的新高潮，对中医文化与学术的弘扬、传承和发展，发挥了极其重要的作用，产生了不可估量的深远影响。

2007 年《国务院办公厅关于进一步加强古籍保护工作的意见》明确提出进一步加强古籍整理、出版和研究利用，以及

"保护为主、抢救第一、合理利用、加强管理"的方针。2009年《国务院关于扶持和促进中医药事业发展的若干意见》指出,要"开展中医药古籍普查登记,建立综合信息数据库和珍贵古籍名录,加强整理、出版、研究和利用"。《中医药创新发展规划纲要(2006—2020)》强调继承与创新并重,推动中医药传承与创新发展。

2003～2010年,国家财政多次立项支持中国中医科学院开展针对性中医药古籍抢救保护工作,在中国中医科学院图书馆设立全国唯一的行业古籍保护中心,影印抢救濒危珍本、孤本中医古籍1640余种;整理发布《中国中医古籍总目》;遴选351种孤本收入《中医古籍孤本大全》影印出版;开展了海外中医古籍目录调研和孤本回归工作,收集了11个国家和2个地区137个图书馆的240余种书目,基本摸清流失海外的中医古籍现状,确定国内失传的中医药古籍共有220种,复制出版海外所藏中医药古籍133种。2010年,国家财政部、国家中医药管理局设立"中医药古籍保护与利用能力建设项目",资助整理400余种中医药古籍,并着眼于加强中医药古籍保护和研究机构建设,培养中医古籍整理研究的后备人才,全面提高中医药古籍保护与利用能力。

在此,国家中医药管理局成立了中医药古籍保护和利用专家组和项目办公室,专家组负责项目指导、咨询、质量把关,项目办公室负责实施过程的统筹协调。专家组成员对古籍整理研究具有丰富的经验,有的专家从事古籍整理研究长达70余年,深知中医药古籍整理研究的重要性、艰巨性与复杂性,履行职责认真务实。专家组从书目确定、版本选择、点校、注释等各方面,为项目实施提供了强有力的专业指导。老一辈专家的学术水平和智慧，是项目成功的重要保证。项目承担单位山东中医药大学、南京中医药大学、上海中医药大学、福建中医药大学、浙江省中医药研究院、陕西省中医药研究院、河南省中医药研究院、辽宁中医药大学、成都中医药大学及所在省市中医药管理部门精心组织，充分发挥区域间互补协作的优势，并得到承担项目出版工作的中国中医药出版社大力配合，全面推进中医药古籍保护与利用网络体系的构建和人才队伍建设，使一批有志于中医学术传承与古籍整理工作的人才凝聚在一起，研究队伍日益壮大，研究水平不断提高。

本着"抢救、保护、发掘、利用"的理念，该项目重点选择近60年未曾出版的重要古医籍，综合考虑所选古籍的保护价值、学术价值和实用价值。400余种中医药古籍涵盖了医经、基础理论、诊法、伤寒金匮、温病、本草、方书、内科、外科、女科、儿科、伤科、眼科、咽喉口齿、针灸推拿、养生、医案医话医论、医史、临证综合等门类，跨越唐、宋、金元、明以迄清末。全部古籍均按照项目办公室组织完成的行业标准《中医古籍整理规范》及《中医药古籍整理细则》进行整理校注，绝大多数中医药古籍是第一次校注出版，一批孤本、稿本、抄本更是首次整理面世。对一些重要学术问题的研究成果，则集中收录于各书的"校注说明"或"校注后记"中。

"既出书又出人"是本项目追求的目标。近年来，中医药古籍整理工作形势严峻，老一辈逐渐退出，新一代普遍存在整理研究古籍的经验不足、专业思想不坚定等问题，使中医古籍整理面临人才流失严重、青黄不接的局面。通过本项目实施，搭建平台，完善机制，培养队伍，提升能力，经过近5年的建设，锻炼了一批优秀人才，老中青三代齐聚一堂，有效地稳定了研究队伍，为中医药古籍整理工作的开展和中医文化与学术的传承提供必备的知识和人才储备。

本项目的实施与《中国古医籍整理丛书》的出版，对于加强中医药古籍文献研究队伍建设、建立古籍研究平台，提高古籍整理水平均具有积极的推动作用，对弘扬我国优秀传统文化，推进中医药继承创新，进一步发挥中医药服务民众的养生保健与防病治病作用将产生深远影响。

第九届、第十届全国人大常委会副委员长许嘉璐先生，国家卫生计生委副主任、国家中医药管理局局长、中华中医药学会会长王国强先生，我国著名医史文献专家、中国中医科学院马继兴先生在百忙之中为丛书作序，我们深表敬意和感谢。

由于参与校注整理工作的人员较多，水平不一，诸多方面尚未臻完善，希望专家、读者不吝赐教。

国家中医药管理局中医药古籍保护与利用能力建设项目办公室
二〇一四年十二月

许 序

"中医"之名立，迄今不逾百年，所以冠以"中"字者，以别于"洋"与"西"也。慎思之，明辨之，斯名之出，无奈耳，或亦时人不甘泯没而特标其犹在之举也。

前此，祖传医术（今世方称为"学"）绵延数千载，救民无数；华夏屡遭时疫，皆仰之以度困厄。中华民族之未如印第安遭染殖民者所携疾病而族灭者，中医之功也。

医兴则国兴，国强则医强。百年运衰，岂但国土肢解，五千年文明亦不得全，非遭泯灭，即蒙冤扭曲。西方医学以其捷便速效，始则为传教之利器，继则以"科学"之冕畅行于中华。中医虽为内外所夹击，斥之为蒙昧，为伪医，然四亿同胞衣食不保，得获西医之益者甚寡，中医犹为人民之所赖。虽然，中国医学日益陵替，乃不可免，势使之然也。呜呼！覆巢之下安有完卵？

嗣后，国家新生，中医旋即得以重振，与西医并举，探寻结合之路。今也，中华诸多文化，自民俗、礼仪、工艺、戏曲、历史、文学，以至伦理、信仰，皆渐复起，中国医学之兴乃属必然。

迄今中医犹为国家医疗系统之辅，城市尤甚。何哉？盖一则西医赖声、光、电技术而于20世纪发展极速，中医则难见其进。二则国人惊羡西医之"立竿见影"，遂以为其事事胜于中医。然西医已自觉将入绝境：其若干医法正负效应相若，甚或负远逾于正；研究医理者，渐知人乃一整体，心、身非如中世纪所认定为二对立物，且人体亦非宇宙之中心，仅为其一小单位，与宇宙万象万物息息相关。认识至此，其已向中国医学之理念"靠拢"矣，虽彼未必知中国医学何如也。唯其不知中国医理何如，纯由其实践而有所悟，益以证中国之认识人体不为伪，亦不为玄虚。然国人知此趋向者，几人？

国医欲再现宋明清高峰，成国中主流医学，则一须继承，一须创新。继承则必深研原典，激清汰浊，复吸纳西医及我藏、蒙、维、回、苗、彝诸民族医术之精华；创新之道，在于今之科技，既用其器，亦参照其道，反思己之医理，审问之，笃行之，深化之，普及之，于普及中认知人体及环境古今之异，以建成当代国医理论。欲达于斯境，或需百年欤？予恐西医既已醒悟，若加力吸收中医精粹，促中医西医深度结合，形成21世纪之新医学，届时"制高点"将在何方？国人于此转折之机，能不忧虑而奋力乎？

予所谓深研之原典，非指一二习见之书、千古权威之作；就医界整体言之，所传所承自应为医籍之全部。盖后世名医所著，乃其秉诸前人所述，总结终生行医用药经验所得，自当已成今世、后世之要籍。

盛世修典，信然。盖典籍得修，方可言传言承。虽前此50余载已启医籍整理、出版之役，惜旋即中辍。阅20载再兴整理、出版之潮，世所罕见之要籍千余部陆续问世，洋洋大观。

今复有"中医药古籍保护与利用能力建设"之工程，集九省市专家，历经五载，董理出版自唐迄清医籍，都400余种，凡中医之基础医理、伤寒、温病及各科诊治、医案医话、推拿本草，俱涵盖之。

噫！璐既知此，能不胜其悦乎？汇集刻印医籍，自古有之，然孰与今世之盛且精也！自今而后，中国医家及患者，得览斯典，当于前人益敬而畏之矣。中华民族之屡经灾难而益蕃，乃至未来之永续，端赖之也，自今以往岂可不后出转精乎？典籍既蜂出矣，余则有望于来者。

谨序。

第九届、十届全国人大常委会副委员长

许嘉璐

二〇一四年冬

王 序

　　中医学是中华民族在长期生产生活实践中，在与疾病作斗争中逐步形成并不断丰富发展的医学科学，是中国古代科学的瑰宝，为中华民族的繁衍昌盛作出了巨大贡献，对世界文明进步产生了积极影响。时至今日，中医学作为我国医学的特色和重要医药卫生资源，与西医学相互补充、相互促进、协调发展，共同担负着维护和促进人民健康的任务，已成为我国医药卫生事业的重要特征和显著优势。

　　中医药古籍在存世的中华古籍中占有相当重要的比重，不仅是中医学术传承数千年最为重要的知识载体，也是中医为中华民族繁衍昌盛发挥重要作用的历史见证。中医药典籍不仅承载着中医的学术经验，而且蕴含着中华民族优秀的思想文化，凝聚着中华民族的聪明智慧，是祖先留给我们的宝贵物质财富和精神财富。加强对中医药古籍的保护与利用，既是中医学发展的需要，也是传承中华文化的迫切要求，更是历史赋予我们的责任。

　　2010 年，国家中医药管理局启动了中医药古籍保护与利用能力建设项目。这既是传承中医药的重要工程，也是弘扬优秀民族文化的重要举措，不仅能够全面推进中医药的有效继承和创新发展，为维护人民健康做出贡献，也能够彰显中华民族的璀璨文化，为实现中华民族伟大复兴的中国梦作出贡献。

相信这项工作一定能造福当今，嘉惠后世，福泽绵长。

国家卫生和计划生育委员会副主任

国家中医药管理局局长

中华中医药学会会长

王国强

二〇一四年十二月

马 序

新中国成立以来，党和国家高度重视中医药事业发展，重视古籍的保护、整理和研究工作。自 1958 年始，国务院先后成立了三届古籍整理出版规划小组，分别由齐燕铭、李一氓、匡亚明担任组长，主持制订了《整理和出版古籍十年规划 (1962—1972)》《古籍整理出版规划（1982—1990)》《中国古籍整理出版十年规划和"八五"计划（1991—2000)》等，而第三次规划中医药古籍整理即纳入其中。1982 年 9 月，卫生部下发《1982—1990 年中医古籍整理出版规划》，1983 年 1 月，中医古籍整理出版办公室正式成立，保证了中医古籍整理出版规划的实施。2002 年 2 月，《国家古籍整理出版"十五"（2001—2005）重点规划》经新闻出版署和全国古籍整理出版规划领导小组批准，颁布实施。其后，又陆续制定了国家古籍整理出版"十一五"和"十二五"重点规划。国家财政多次立项支持中国中医科学院开展针对性中医药古籍抢救保护工作，文化部在中国中医科学院图书馆专门设立全国唯一的行业古籍保护中心，国家先后投入中医药古籍保护专项经费超过 3000 万元，影印抢救濒危珍、善、孤本中医古籍 1640 余种，开展了海外中医古籍目录调研和孤本回归工作。2010 年，国家财政部、国家中医药管理局安排国家公共卫生专项资金，设立了"中医药古籍保护与利用能力建设项目"，这是继 1982～1986 年第一批、第二批重要中医药古籍整理之后的又一次大规模古籍整理工程，重点整理新中国成立后未曾出版的重要古籍，目标是形成并普及规范的通行本、传世本。

为保证项目的顺利实施，项目组特别成立了专家组，承担咨询和技术指导，以及古籍出版之前的审定工作。专家组中的许多成员虽逾古稀之年，但老骥伏枥，孜孜不倦，不仅对项目进行宏观指导和质量把关，更重要的是通过古籍整理，以老带新，言传身教，培养一批中医药古籍整理研究的后备人才，促进了中医药古籍保护和研究机构建设，全面提升了我国中医药古籍保护与利用能力。

作为项目组顾问之一，我深感中医药古籍保护、抢救与整理工作的重要性和紧迫性，也深知传承中医药古籍整理经验任重而道远。令人欣慰的是，在项目实施过程中，我看到了老中青三代的紧密衔接，看到了大家的坚持和努力，看到了年轻一代的成长。相信中医药古籍整理工作的将来会越来越好，中医药学的发展会越来越好。

欣喜之余，以是为序。

中国中医科学院研究员

马继兴

二〇一四年十二月

校注说明

　　《枕藏外科》作者佚名，成书时间应为明朝中后期至清朝前期。该书绘图订方，围绕图示展开论说。书又名《图形枕藏外科》《枕藏外科图》《枕藏外科形图诸说》《枕藏外科形图诸症》《枕藏八十形图》等，经查考各书，实为异名同书，此次整理一以《枕藏外科》称之。

　　该书图文并茂，图形直观、便于查检，文字论说简明。现有十余个版本行世。其中刊印最早、印刷较精、保存较好的是清乾隆三十二年（1767）胡璟刻本，次为乾隆壬寅年（1782）元盛堂本和面极堂本。故本次整理以胡璟刻本为底本，元盛堂本和必盛堂本为主校本，清嘉庆八年（1803）郁文堂本、清胡西林抄本同为参校本。

　　校注整理原则和方法说明：

　　1. 原书为繁体竖排，今改为简体横排，并进行标点。

　　2. 原书中表示上下文的"右""左"径改为"上""下"，不出校注。

　　3. 凡底本中因写刻致误者，如"茋"误为"芪"，予以径改，不出校记。

　　4. 异体字、古字予以径改，不出校记。通假字，一律保留，并出校记说明。

　　5. 对个别冷僻字词加以注音和解释。

　　6. 原书中药名用字，以当今通行写法律齐予以径改，如"白芨"作"白及"、"黄蓍"作"黄芪"、"白藓皮"作"白鲜皮"、"石羔"作"石膏"、"葳灵仙"作"威灵仙"、"连乔"

作"连翘"、"只壳"作"枳壳"、"藁本"作"藁本"。部分药物名为异名者，于首见处出注。

7. 原书目录在每卷之前，今整理后置于正文之前。正文中章节名目遵原书。原目录病名之异名、说明，均不在目录中出现，于正文相应位置出校记说明。原图示文字与目录不符，但无误且不影响文意者，不予校注。原目录方剂之异名、说明，均不在目录中出现，在正文中以小字标示。

8. 将整理中所见各版本序言按其刻印先后顺序排列并注。

9. 原书"诸症"各形图前只有序列标题，今根据原目录及正文补齐病症名。

10. 原书"必备诸方"目录及正文各方上有墨笔批注序号，今仅在正文内方名下保留。

胡　叙①

医学肇自黄帝，而详于神农氏。盖其聪明圣哲，实足以照人之肝胆肾肠而见垣一方。于是剂之药饵，以疗内外诸症，民无夭扎。此上古圣人所谓吉凶同患，而生天下后世于无穷者也。自是之后，历汉晋唐宋，以迄前明，代有专家，号称绝业。至近世而《青囊》②《肘后》，几通海内矣。惟是外科一道，不审病源，不娴方术，甚且针灸妄施，以致误戕人命。夫毒有由起，患有由成，阴阳寒暑，难必③者天。而且饮食男女以厚其毒深，而且思虑营为以摇其精魄，而且山川瘴厉以侵其肌肤，由是发为痈疽以及一切疮疡恶毒，稍有不慎，性命随之。然而按其部位，则凑④理可寻；辨其形色，则刀圭可施。余始任东粤，继至滇南。蛮烟瘴雨之乡，凡雾露所熏蒸，疮痏百出，一时哀号痛急而死者，往往相藉⑤也。向有仕滇者，刻《枕藏外科》一册，绘图八十，列方八十余种。患者疗之辄效，然后知昔人已试之方，洵可为外症之金丹，医家之枕秘。今移任平皋⑥，偶

① 胡叙：此为胡琭刻本原序，书名为《枕藏外科图》，原题"枕藏外科叙"。该本封内有无名氏墨笔手书："首行作《枕藏外科形图诸症》，原板刻于云南，此是乾隆丁亥胡琭于平皋翻刻者。"胡琭，清代官员，生卒年不详。

② 青囊：传为华佗所著《青囊经》，三国时焚毁，据传仅余数页。

③ 必：区分。

④ 凑：通"腠"。《灵枢·本脏》："脾小则脏安，难伤于邪也；脾大则苦凑眇而痛，不能疾行。"

⑤ 相藉（jiè 借）：互相枕藉。藉，衬垫。

⑥ 平皋：今河南温县。

于箧中检得，欲公海内，遂付枣梨。务使穷乡僻壤，人人知有疗治之方，以缮生救死，而终其天年，则所裨于当世者，虽非勾漏之砂，庶几寿世仁民之一助云尔。

时乾隆岁在强圉大渊献①如月②上浣③秣陵④澹园氏胡璞书

---

① 强圉（yǔ）大渊献：丁亥年。乾隆丁亥年为公元 1767 年。"强圉"为天干中"丁"的别称，"大渊献"为地支中"亥"的别称。

② 如月：农历二月。

③ 上浣：上浣日，即上旬。

④ 秣陵：今南京。

李 序①

　　余少学琴书，雅不谙医术，自己未②篆③渠④，岁华五易，年来频与四物、六君子⑤交。迩⑥复染疮恙，问医渠城，罕得明效。偶于友人箧中，胠⑦获《枕藏外科》一书，传者未审谁何，而依方调治，辄致痊愈，犹以为偶。已而患疮症者，靡不各收奇效，始叹是书之妙而神也。第世之若疮患者甚伙⑧，脱仅秘之私囊，毋乃非溥济之婆⑨衷乎？昔袁了凡⑩先生功过格云：传人一方，愈人一病，阴德不浅。遂有志刊播。客有诘予者曰："公志在活人，固仁人用心已。但古医书之传，必出名公巨手，

---

　　① 李序：此为元盛堂本叙，必盛堂本同之。原序无名，整理时加。此书名为《图形枕藏外科》，刻印于乾隆壬寅（1782）仲夏。李云骕（sù 素），生平不详，《四库全书》之《畿辅通志》卷六十六载其为"雍正己酉科"举人，卷六十三载其为雍正癸丑科进士，言"李云骕，长垣人"。雍正己酉为雍正七年（1729），雍正癸丑年为雍正十一年（1733），则李氏当生于康熙时期，卒于乾隆时期。

　　② 己未：乾隆四年（1739）。

　　③ 篆：官印的代称。此指做官。

　　④ 渠：古地名，治所在今四川省渠县。

　　⑤ 四物、六君子：均为方名。此处代指药物。

　　⑥ 迩：近来。

　　⑦ 胠（qū 躯）：从旁边撬开。此指打开。

　　⑧ 伙：群聚。此指人多。

　　⑨ 婆（pó 婆）：《字汇补·女部》："婆，与婆同。"与文中义似不合，待考。

　　⑩ 袁了凡：即袁黄（1533—1606），初名表，后改名黄，字庆远，又字坤仪、仪甫，初号学海，后改了凡，后人常以了凡称之。袁了凡是明朝重要思想家，博学多才，在江南倡导善举，有《了凡四训》，主张记"功过格"隐恶扬善、迁善改过。

始足流布不朽。故叔和、扁鹊辈，至今脍炙人口。此书虽妙而无名，或寻常方士浪传巧中，似未堪付梓而寿世也。"不知方无奇平，期于响应。古来方书充栋，鲜有如此之指画觇缕①而灵应不爽者，则非庸手能辨可决奚？必标名榜字，始号神医哉？客唯而退，力请公世。余因于簿书②之暇，照式绘形，注病于前，注方于后，捐金镌板，葺③为一书。俾患者触目朗然，仿依疗治，自收成效，未必非济世之一助也。其中字迹间有舛讹，姑存而不论，庶几郭公夏五④之遗意云。

乾隆八年⑤癸亥长夏⑥河北李云骕良斋氏谨识⑦

---

① 觇（zhěn 诊）缕：犹细述。

② 簿书：官署中的文书簿册。此代指官署公事。

③ 葺：整理。

④ 郭公夏五：比喻文字脱漏。《春秋》一书中，"郭公"下未记事，"夏五"后缺"月"字。《春秋·庄公二十四年》："冬，戎侵曹。曹羁出奔陈。赤归于曹。郭公。"《春秋·桓公十四年》："十有四年春正月，公会郑伯于曹。无冰。夏五。"

⑤ 乾隆八年：公元 1743 年。

⑥ 长夏：夏季最后一个月。

⑦ 此后原有"元盛堂新镌"五字，因不属李氏序文内容，故删。

姚 叙①

　　昔先祖常以济世为念，郡邑志载其济人之事，亦不一一曰。先祖病危，访世所谓良医者治之，得效甚速。先父兄弟五人立旁，先祖顾谓曰："古人云：不为良相，当为良医。汝兄弟宜师某，非特养己生也，兼可以济世。"后先父补弟子员，弃科业，肆力于轩辕岐伯之学。而独五亡叔父，其养生与济世之念尤两切焉，时询医药于先父。先父曰："医者济人之事，而亦害人之机也。叔和之《脉诀》，神农之《本草》，黄帝之《内经》，扁鹊之《难经》，其理甚微，而历朝以医名世者之所述②，作其书甚繁。且内外两科之杂症又甚多而变，苟见闻不博，折衷③不精，泥古方疗今疾，人受其害而不自知也。"而五叔闻言，而养生之念益惴惴④然惧矣，曰："古方固不可拘泥也，而内外两方书，又何者为最而可法欤？"先父曰："审百病之源，辨百药之性，别四时八方之风气，察三焦、五脏六腑及强弱肥瘠、寒热虚实之异愈⑤，权衡乎古今方书之真伪偏全，历三十余年，于兹得所试已验之方，内治者三十余种，外治者若胡大中⑥所著

---

　　① 姚叙：此为面极堂本姚敬畏叙，原题为"叙"，咸丰丙申（1865）重刊文大堂本同之。书名为《枕藏外科形图诸症》。原目录第一页书名后有"臬宪胡大中著 劭邑（今湖南省邵阳市邵阳县）姚安志书绅氏重梓 男敬选、敬迪、敬达校字"。
　　② 述：匹配。此指对《脉诀》等书的注释、发扬之书。
　　③ 折衷：取正，用为判断事物的准则。
　　④ 惴惴：恐惧貌。
　　⑤ 愈：胜。
　　⑥ 胡大中：人名，生平待考。

《枕藏八十形图》。此内外诸方，其证易详，其法易用，其图易知。苟寻文按图为治，虽不习之人，亦可无求于医也。"而五叔闻言而济世之念又怦怦然动矣，曰："吾请重付梨枣①，以广传于世外治之方。"丙申②岁已刻竣《枕藏外科》，未梓而殁。今岁堂弟敬迪继父志，始成是书。夫自神农、黄帝、扁鹊、叔和以及历朝诸圣贤，悯世疾苦，必亲著书，教天下后世而为良医。先祖以是命学于先父，先父以是详授于五叔，而堂弟敬迪继五叔志而镌成之，本诸圣贤，承于祖父，传于奕叶③。虽不为良相，不与良相同济人于无穷也哉？亡叔讳安志，字书绅，国学生，善堪舆④，生三子，长子理问厅⑤敬迪，次子邑庠生⑥敬选，三子年幼业儒敬达。亡叔为亭于城东五里，捐田施茶，以志久长。遇贫死而无归者，前后施棺以百计。济世之事，亦不一二已也。

时乾隆乙巳年⑦仲夏望日脉侄敬畏有三氏谨识

---

① 梨枣：古代印书的木刻板多用梨木或枣木，此作刊刻义。
② 丙申：当为乾隆四十一年（1776）。
③ 奕叶：累世，代代。
④ 堪舆：风水。
⑤ 理问厅：清代布政司属官，主管勘核刑名，亦称理问所。
⑥ 邑庠生：秀才。
⑦ 乾隆乙巳年：乾隆五十年，即公元1785年。

黄 叙①

　　余庚申岁②客寓金沙，偶染疮恙，问医金城，罕得明效。复遇王损庵③先生后裔，名端书，言及伊祖传有钞本《枕藏外科》一书，持以示余。按方调治，神效非常，心窃慕之，犹以为偶据云，屡试屡验，百发百中。凡患疮等症，每经一方，靡不各收奇效。始叹是书之妙而神也。因向端言："昔袁了凡先生功过格云：传人一方，愈人一病，阴德不浅。何不付梓？"伊云："举家视此为祖传珍藏秘囊至宝，如获重价，方肯售梓。"余再三恳劝，倾囊易之，照式绘形，注病于前，注方于后，不惜工资，镌板成帙，葺为一书，仍曰《枕藏外科》。俾患者触目朗然，仿依疗治，自收成效，未必非普济之一助云。

嘉庆八年④岁次癸亥嘉月⑤上浣之吉⑥五峰⑦黄大镛书于润州⑧旅舍

---

　　① 黄叙：此为郁文堂本黄大镛叙，原题"叙"，此本名《枕藏外科》，新镌于嘉庆八年（1803），内封有手书"王肯堂先生家藏秘本"字样。

　　② 庚申岁：联系下文写序时间，当为嘉庆五年，即公元 1800 年。

　　③ 王损庵：王肯堂（1549—1613），金坛（今江苏金坛）人，字宇泰，亦字损中，别号损庵，又称念西居士。

　　④ 嘉庆八年：公元 1803 年。

　　⑤ 嘉月：一月别称。

　　⑥ 吉：农历每月初一。

　　⑦ 五峰：疑今属湖北省宜昌市五峰土家族自治县，此地有五峰山。

　　⑧ 润州：今镇江。

序①

《周礼》疾医、疡医，以中士、下士分内外，后此各专其技，技科遂殊。虽然未有不明于内而能遽②精于外者，则医苟臻神妙？正未可以疾、疡区低昂也。内疾证发无形，尚可迁延奏功，而外症变蒸有象，救治不宜迟缓。乃业疡医者，往往急于贪利，遇有肿毒，不即消散，甚且投以毒剂，候其溃烂，方为定痛生肌，邀名索谢。施之于肤，浅疮所损犹小，若疔毒痈疽，性命攸关，害有不可胜言者。壬午③春，余晤太医教授胡西林④，见《外科枕藏》，绘图定方，分析简易，窃叹善书，仅系抄本。西林言此书本一道人手传，浙江臬宪⑤梓行，版藏臬署，迄今年久，镌板残缺，即抄本亦不多见。余既惜方书之难于广布，而又慨世之习疡者观体脉、洞脏腑、决生死，不真取效验如神者，之殊少概见也。因捐资复刊绘图，右⑥为二卷。稽图以索方，询外科之宝鉴，济世之金丹也。诚得好善者相为流传，鄙乡僻壤，人得各置一帖，将神应不失机宜，而开卷即遇卢扁⑦，医者不能蛊祸，病者得免困危。于以协阴阳寒暑之

① 序：此为胡西林抄本序言，原题名"枕藏外科序"，作者不详。

② 遽（jù 据）：立即。

③ 壬午：清代壬午年有崇德七年（1642）、康熙四十一年（1702）、乾隆二十七年（1762）、道光二年（1822）、光绪八年（1882），据下文"浙江臬宪梓行，版藏臬署，迄今年久"等语，疑为1822年或1882年。

④ 太医教授胡西林：清代太医教育官员，生平待考。

⑤ 臬（niè 聂）宪：旧时对按察使的敬称。

⑥ 右：同"佑"，助。

⑦ 卢扁：古代名医扁鹊，因其家于卢国，故称之"卢扁"。

微，而通经络腠理之奥，岂少补哉！公官守清介①，故道人邀于衢②，投书与之中，化其镘刻③。及叩其姓名，秘而不答，飘然远隐，固非常人。而公枣梨此书，不增一语，亦有卓识。余不忍没④书之巅末，而又向往道人与公之超然而远侣⑤也，因并志⑥其概于篇首云。

---

① 清介：清正耿直。
② 衢（qú 渠）：大道。
③ 镘（màn 慢）刻：刻。
④ 没（mò 末）：湮没。
⑤ 侣：同伴。
⑥ 志：记。

目 录

诸 症

第一形图 肝脾肺发背 莲
　子穿心发背 …………… 一
第二形图 蜂窠发背 …… 三
第三形图 走散流注发背
　………………………… 四
第四形图 两头发背 …… 五
第五形图 肾俞发背 …… 六
第六形图 脾痈 肾俞双发
　………………………… 七
第七形图 右搭手 …… 八
第八形图 左搭肩 …… 九
第九形图 穿心发 左肚
　疽 右肠疽 ………… 一〇
第十形图 背后对心发
　串肩 ……………… 一一
第十一形图 男乳蜂窠
　发胸 ……………… 一二
第十二形图 后心蜂窠
　发背 ……………… 一三
第十三形图 两胁发疽
　………………………… 一四

第十四形图 发际双发
　脑心发 …………… 一五
第十五形图 乳发
　番花榴 …………… 一七
第十六形图 脑后发疽
　………………………… 一八
第十七形图 耳后发
　石气筋血等瘰 ……… 一九
第十八形图 九发 …… 二一
第十九形图 人面疮 … 二二
第二十形图 肫生疽 腿
　血瘭风疮 外臁疮 … 二三
第二十一形图 悬痈肾阴
　发 瓜毒发背脊 … 二五
第二十二形图 上两搭疽
　左右肫腿双搭疽 …… 二六
第二十三形图 左上搭
　………………………… 二七
第二十四形图 右上搭
　………………………… 二九
第二十五形图 两搭肩
　………………………… 三〇
第二十六形图 肩痈搭肩
　穿胁疽 …………… 三一

第二十七形图　对口疽
　上搭肩　偏背搭 …… 三二
第二十八形图　佛脑疽
　………………………… 三三
第二十九形图　发脑疽
　………………………… 三四
第三十形图　鳅肚疔 … 三五
第三十一形图　红丝疔
　………………………… 三六
第三十二形图　脉骨疔
　担疽 ………………… 三七
第三十三形图　手发背
　………………………… 三八
第三十四形图　脚发背
　脱甲疽 ……………… 三九
第三十五形图　穿心疔
　………………………… 四〇
第三十六形图　腐骨疽
　贴骨疽　鱼肚疽
　脚生血风疮 ………… 四一
第三十七形图　青蛇咬
　………………………… 四三
第三十八形图　肉乌龟
　………………………… 四四
第三十九形图　黄鳅痈
　………………………… 四五

第四十形图　老鼠攒
　………………………… 四七
第四十一形图　肉胡蜂
　………………………… 四八
第四十二形图　盘蛇疬
　………………………… 四九
第四十三形图　小腹痈
　………………………… 五〇
第四十四形图　鱼口疽
　………………………… 五一
第四十五形图　囊痈
　撩膝疽　脚骨疔 …… 五二
第四十六形图　脑心发
　鳝贡头　颈后双发
　中背搭　肾俞命门毒
　………………………… 五三
第四十七形图　枷口疽
　马刀疮　缺盆疽 …… 五五
第四十八形图　顶门痈
　耳风毒　肩疽　肩发疽
　上中下蝼蛄串　乳根痈
　肚肋痈　肾气游毒　手
　发背　鞋带痈　脚心疽
　赤面疔 ……………… 五七
第四十九形图　上发背
　中发背　下发背　腰疽
　疰腮痈　骑马痈 …… 五九

第五十形图　眉风毒

耳门痈　耳根毒　胲痈

大腰带毒　脐痈　中肘

疽　肘后毒　发臂　了刺

毒　腿痈　外臁疮　内臁

疮　脚发背　………　六一

第五十一形图　脑疽

对口疽　上中下搭

委中毒　肾痈　天蛇头

　………………　六四

第五十二形图　项疽

鬓疽　血风毒　瘰疬

结喉痈　上下胁痈

臀疽　贴骨疽　腿游风

指刺　………………　六六

第五十三形图　破面疔

咬牙疔　蜂窠毒　锁喉疔

对心疽　破肚痈　脐下毒

鱼口便毒　左右血海毒

　………………　六八

第五十四形图　刀马毒

麻子疔　蚯蚓疔　穿心疔

偏胸毒　樱花疮　手心疮

石榴疮　人面疮　……　七〇

第五十五形图　破腮疔

缺盆疽　胁肋疽　肚痈

鹅掌风　肾茎烂蛀疽

腿面痈　石丹毒　肠痔

　………………　七二

第五十六形图　租珠痈

鼻痔　血风癣　右腿痈

外便毒　牛皮癣　鹤膝

痈　右肘根　………　七四

第五十七形图　圆珠痈

棘心痈　臂腕毒　右豚

疽　内便毒　念珠毒

　………………　七六

第五十八形图　念珠疬

偏胸毒　腰痛　漏蛀

左了刺　樱桃痔　……　七七

第五十九形图　颈痈

咬骨疔　左胁便毒

朴柤疽　血丝疔

血气流注　…………　七九

第六十形图　肩疔

左肩疽　右胁便毒

铁索疔　臂疔　湿毒流

注　腿痈　肾痈　……　八一

第六十一形图　影疽　对口

蜂房发背　通肝发背

左右牛厄　悬痈　天蛇

头　脚心疔　………　八二

第六十二形图　白面疔

上下眼丹　髭须髯三毒

夹胝毒二种　臂面毒
手心痈　左乳痈　右乳
痈　心肚痈　手腕毒
便毒　鲤鱼毒　膝眼毒
鹤膝风　脚指毒 …… 八四
第六十三形图　大瘤
粉瘤　肩瘤　乳瘤　血
瘤　肉瘤　胁瘤　筋瘤　臂
瘤　腿瘤　面颊瘤　发
疽瘤 …………… 八七
第六十四形图　大麻风
………………… 八九
第六十五形图　对口疽
肺肝肾三发背 …… 九〇
第六十六形图　发脑 … 九一
第六十七形图　发鬂 … 九二
第六十八形图　发髭 … 九三
第六十九形图　胻臁 … 九四
第七十形图　遍身紫疥
…………………… 九五
第七十一形图　火赤疮
红丝疮 …………… 九六
第七十二形图　鱼脊疮
骨疽疮 …………… 九七
第七十三形图　冷疳　风
疳　血疳　骨疳 …… 九八

第七十四形图　小儿鸦
啖疳 …………… 一〇〇
第七十五形图　手发背
………………… 一〇一
第七十六形图　黑疔
赤疔　白疔　青疔
黄疔　足生大疔 … 一一二
第七十七形图　阴疳疮
贴骨疽 …………… 一〇四
第七十八形图　漏睛疮
耳疳　骨槽风
锁喉风 …………… 一〇五
第七十九形图　发乳
………………… 一〇七
第八十形图　火殒　缠
腰　水流麻根　疥癣
水流 …………… 一〇八

必用诸方

内托千金散 ………… 一一〇
千金化毒汤 ………… 一一〇
千金托里散 ………… 一一〇
乳香定痛散 ………… 一一一
柴胡独活汤 ………… 一一一
真人活命饮 ………… 一一一
内消散 …………… 一一二
化毒消肿托里散 …… 一一二

解毒生肌定痛散 …… 一一二

追疔夺命汤 ………… 一一三

加减铁箍散 ………… 一一三

二十四味流气饮 …… 一一三

红子膏① …………… 一一四

羌活归芍汤 ………… 一一四

千金内托止痛散 …… 一一四

青皮柴胡桔梗饮 …… 一一五

加减内托流气饮 …… 一一五

复元通气散 ………… 一一五

海藻散 ……………… 一一六

流气饮 ……………… 一一六

隔纸膏 ……………… 一一六

化毒活血汤 ………… 一一七

飞龙夺命丹 ………… 一一七

化毒祛风散 ………… 一一七

九仙夺命丹 ………… 一一七

七味硇砂散 ………… 一一八

十宣汤 ……………… 一一八

破血散 ……………… 一一八

苦参丸 ……………… 一一九

清心流气饮 ………… 一一九

七宝汤 ……………… 一一九

乳香化毒汤② ……… 一一九

又化毒丸 …………… 一二〇

如圣饼 ……………… 一二〇

二青草末飞丹散 …… 一二〇

败毒流气饮 ………… 一二一

蟾酥丸 ……………… 一二一

狗宝丸 ……………… 一二一

白玉膏 ……………… 一二二

红玉膏 ……………… 一二二

三香内托散 ………… 一二二

败毒流气饮 ………… 一二二

内托流气饮 ………… 一二三

连翘散 ……………… 一二三

桃花散 ……………… 一二三

追风流气饮 ………… 一二四

清肝流气饮 ………… 一二四

加味流气饮 ………… 一二四

槟榔丸 ……………… 一二四

护心托里散 ………… 一二五

追毒流气饮③ ……… 一二五

定痛三香散 ………… 一二五

土苓散 ……………… 一二五

清肺饮 ……………… 一二六

地榆槐花汤 ………… 一二六

---

① 红子膏：此下原目录有"即神应加减"。

② 乳香化毒汤：此下原目录有"即内消沃雪汤，又名定痛消毒饮"。

③ 追毒流气饮：此下原目录有"即内托追毒"。

白花蛇丸 …………… 一二六

换骨散 …………… 一二七

胡麻丸 …………… 一二七

秦艽丸 …………… 一二七

当归连翘散 …………… 一二八

乳香黄芪散 …………… 一二八

紫苏流气饮 …………… 一二八

透骨膏 …………… 一二九

梅花散 …………… 一二九

追毒水银膏 …………… 一二九

蛮王酒 …………… 一三〇

乌蛇丸 …………… 一三〇

如圣散 …………… 一三一

解毒丸 …………… 一三一

麝香蟾酥丸 …………… 一三一

乳香拔毒散 …………… 一三二

追风流气饮 …………… 一三二

洗毒散 …………… 一三二

当归黄芪散 …………… 一三二

乳香轻粉散 …………… 一三三

消风散 …………… 一三三

鸦啖麝香轻粉散 …… 一三三

铁粉散 …………… 一三三

追毒乌金散 …………… 一三四

追毒散 …………… 一三四

针头散 …………… 一三四

麝香轻粉散 …………… 一三四

黄芪丸 …………… 一三四

如圣膏 …………… 一三五

乳香荜拨散 …………… 一三五

升麻和气饮 …………… 一三五

又乳香黄芪散 …… 一三五

神应膏 …………… 一三六

又如圣散 …………… 一三六

玉屑妙灵散 …………… 一三六

生肌散 …………… 一三七

又生肌散 …………… 一三七

黄芪汤 …………… 一三七

又乳香定痛散 …………… 一三七

又内消散 …………… 一三八

校注后记 …………… 一三九

诸　症

第一形图　肝脾肺发背　莲子穿心发背

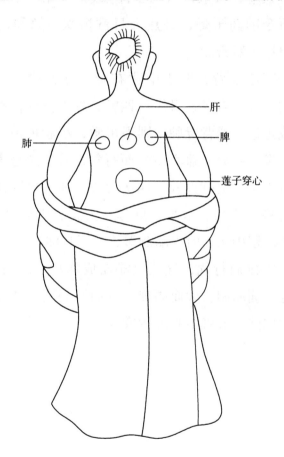

肝

脾

肺

莲子穿心

此图内有二病症，上名肝脾肺发背，下名莲子穿心发背。肝脾肺发背长一尺，阔八寸，深五寸三寸①，虽溃至骨而膜不穿者不死。此症因饮食受湿热之毒，在脾膜之间。然脾主肉，易作臭恶脓血。急服追疔夺命汤，次用化毒消肿托里散，再用内托千金散，中敷解毒生肌定痛散，外四边敷铁箍拔毒散，以鸡子青②或蜜调贴，不时用水湿润，不可令围药干燥，暑热天日洗数次。急须内外夹攻后，收口用生肌膏。

莲子穿心发背，发于中背右脾。毒若攻心，十无一生。急用千金化毒汤，日服三四帖，外加围药，不令攻心肝。一或走透，通背皆肿，则不可救，小者可治。夫诸痛疮疡，皆发于心火。盖心主血而行气，凡走透疮毒，皆有主病，宜于主病上打火针三四次为妙。即用化肿托里消毒散，加南星、草乌、木鳖、贝母、大蒜、生姜汁、米醋，日夜敷之。留中头，时以醋润湿，二三日即消。

盖心主血而行气，气凝血滞而成痈疽也。痈，壅也；疽，阻也。痈属阳，大而高突，六腑不和之所致也；疽属阴，平而内陷，五脏不和之所成也。

---

① 寸：诸本同，疑为"分"讹。
② 鸡子青：鸡子白，又名鸡卵白。

第二形图　蜂窠发背

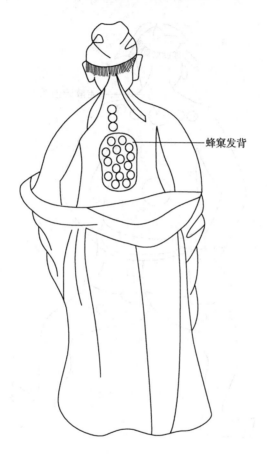

蜂窠发背

　　此图名蜂窠发背，宜急治，不急治则穿膜必死。此症
头在上发，最为逆恶，十不治一。务要仔细用药，不得缓
视。切须禁忌生冷毒物。急用千金托里散三四服，复用化
毒消肿托里散，外四边用铁箍散，内用生肌定痛散，恐毒
攻入心膜也。

第三形图　走散流注发背

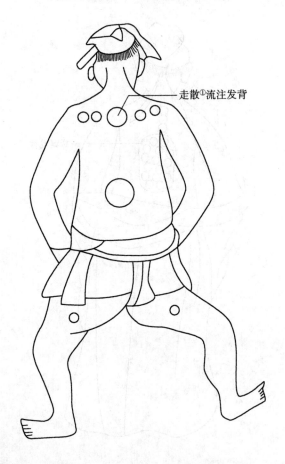

走散①流注发背

　　此图走散流注发背。症因风盛生热，热极所致。毒因热极乘风而四面沸腾，急宜疏风散热，则血和气顺，毒自止矣。然用药如救然②援溺，若流走四肢，及穿膜必死。

---

①　走散：原为"散走"，据目录及正文改。
②　然：古同"燃"。

第四形图　两头发背

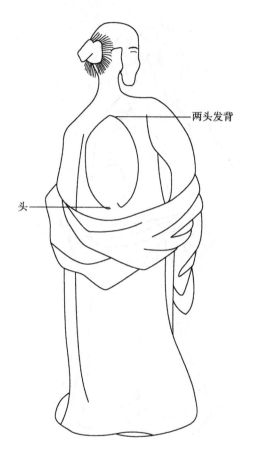

两头发背

头

　　此图两头发背。似满天星斗，十不救一。此症受饮食之毒致之。气与食冲相合，因虚而成，气虚而走散，所以疮口开阔，急需内消，亦宜补阳也。外敷神方铁箍散，后用千金内托散，又用二十四味化毒流气饮。疮须用乳香定痛散，亦用仙方红子膏药收其脓。

第五形图　肾俞发背①

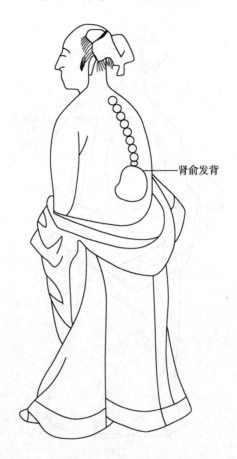

肾俞发背

　　此图肾俞发背，亦名穿心发背。此症受湿热邪气而成毒，及气怒酒色过度。或饮热酒伤肾，肾中湿热毒壅，流于肾俞。急须内外夹攻，服药数帖以解之，后用生肌药。若阴发而伤肾腹者难治，服药当以柴胡独活汤。

---

　　①　肾俞发背：此下原目录有"又名穿心发背"。

第六形图　脾痈　肾俞双发

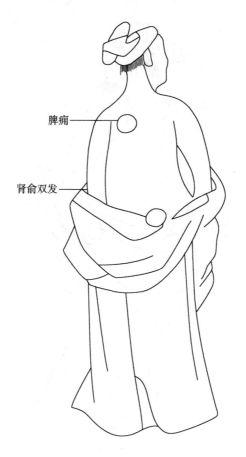

脾痈

肾俞双发

　　此图有二症。上脾痈，下肾俞双发。脾痈发于左膊之间，用灯火焠，打破后服追疗夺命汤，出汗为效。肾俞双发，热酒欲过度，苦于恼怒，受湿热而成毒。阳发外肿可治，阴发内陷而溃肾膜，脓清稀者难治。服药当以羌活归芍汤。

第七形图　右搭手①

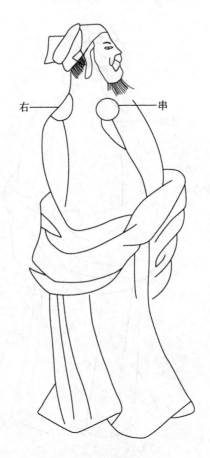

　　此图右搭手，发于右肩骨上动辙之处，若串左肩难治。宜用掺敷药于外，服汤药于内。或真人活命饮，或千金内托止痛散，敷药同于左。

---

　　① 右搭手：此下原目录有"在右肩骨上动掣之处"。

第八形图　左搭肩①

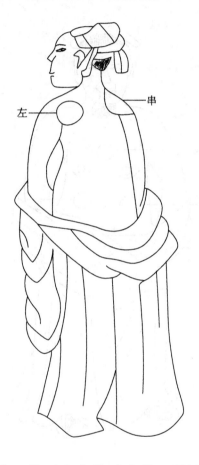

左—　　　　—串

　　此图左搭肩，发于左肩能动之处，可治难愈。串与右肩，难矣。用鸡黄皮及絮焙末，有脓干掺，无脓清油和敷。汤药同于右。鸡黄皮即鸡内金系上粗皮。

---

　　①　左搭肩：此下原目录有"发左肩能动之处"。

第九形图　穿心发　左肚疽　右肠疽

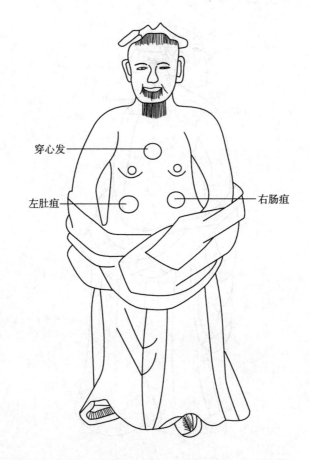

　　此图有三症，一名穿心发、左肚疽、右肠疽，治法俱同。但穿心发发于心口，名曰井疽。方书云：疽如大豆，三四日起，不急治，下流入腹，十日当危。此症因食生冷，及自死牛、羊、狗、马毒肉，即结热毒在于脏腑。若以气块、气癖治之，误矣，此盖寒抑热气而肿也。急用千金托里散，外用神方铁箍散敷定，再服二十四味化毒活血流气饮。

第十形图　背后对心发　串肩

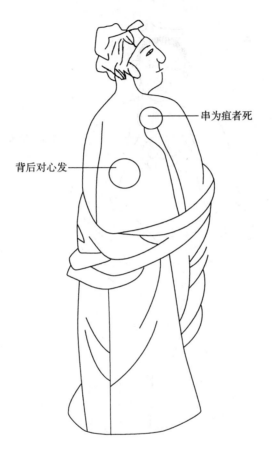

串为疽者死

背后对心发

　　此图背后对心发，盖心火热盛而食生冷，若寒抑热，毒郁极而流走及串肩者，急用疏导心火、活血通气之剂，然后用清心定痛生肌敷之，又服化毒消肿汤，次用千金托里散、内消散，外四边敷铁箍拔毒散。

第十一形图　男乳蜂窠发胸

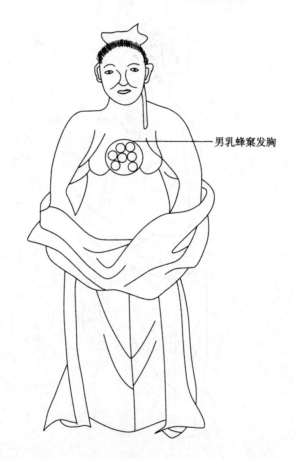

男乳蜂窠发胸

　　此图男乳蜂窠发胸。通心乳之间，心火盛，毒热迅，急用疏导心火，稍迟则热毒攻心，必死。先服化毒消肿散，外敷拔毒铁箍散，忌刀针。再服千金内托散、当归连翘散，疮顶上以保生锭敷之①，生肌定痛散，常以药水洗之。

---

　　①　以保生锭敷之：此六字原被墨笔删去。

第十二形图　后心蜂窠发背

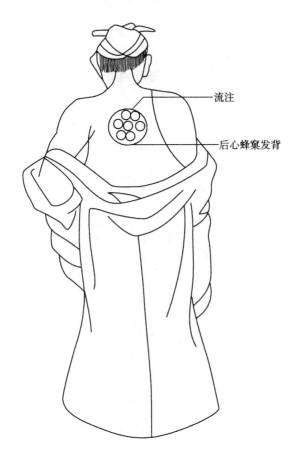

流注

后心蜂窠发背

此图后心蜂窠发背，焮赤肿痛者可治。宜急疗救，若流注两肩则难矣。内服外敷，同于男乳蜂窠发，治法相同。

第十三形图　两胁发疽

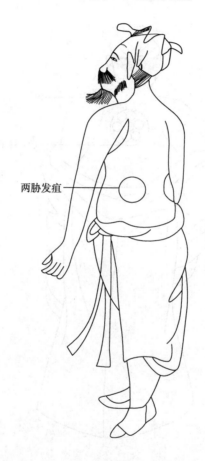

两胁发疽

此图名两胁发疽。因内虚而气虚，切忌补阳助热之剂，恐虚热太盛，伤骨及膜，宜服柴胡青皮桔梗饮。

第十四形图　发际双发　脑心发①

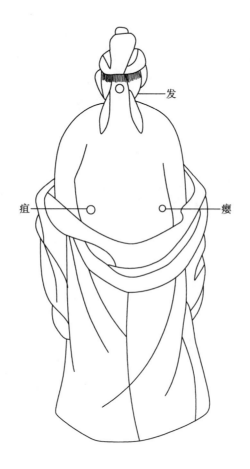

发

疽　　　　瘘

　　此图发际双发，颈后两边及左右鬓边，初起如核者，急宜取去病根。若脑心发者，热毒上攻于脑，四边焮赤肿硬，连于耳项，寒热疼痛，不急救则气血滞，邪毒炽，脓

---

　　①　脑心发：此下原目录有"左为疽右为瘘"。

血溃，头面腐矣。此图二①发，左为疽，右为瘿，宜服追
疗夺命汤四五帖，后服生肌定痛托里散。

①　二：原为"五"，元盛堂本同，郁文堂本为"二"，原目录中此形图
为"发际双发、脑心发（左为疽右为瘿）"。此据原文理、图示及目录，以及
郁文堂本改。

第十五形图　乳发① 番花榴②

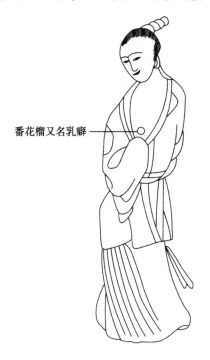

番花榴又名乳癖

　　此图乳发，即乳癖。有儿外吹，有孕内吹。有孕以内托流气饮加减用之，无孕用千金化毒汤敷以铁箍散。若出脓，用生肌定痛散敷之。此症受于肝肺忧怒之郁、悲思之气及饮食之毒，风寒暑湿之感所成也。

　　番花榴发乳口，岩崩者，乳房伤坏矣。三十二三者可治，四十以上不急治则危。急用流气散、托里散、十宣汤，中③时解毒生肌散，再服复元通气散。

---

　　① 乳发：此下原目录有"即乳癖"。
　　② 番花榴：此下原目录有"发乳口岩崩者"。
　　③ 中（zhòng 仲）：有效。

第十六形图　脑后发疽

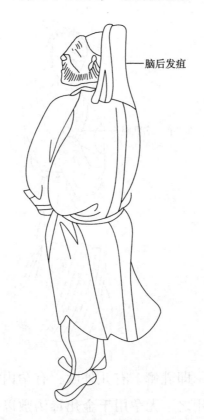

脑后发疽

此图脑后发疽。大而紫黑色，不急救则热毒流于渊腋。前伤任脉，内攻心肝肺脏，十日危矣。急用化毒消肿托里散，及内托千金散、生肌定痛散，痛甚再加乳香定痛散。疮头上敷生肌长肉散，四边敷铁箍散。

第十七形图　耳后发^①　石气筋血等瘘^②

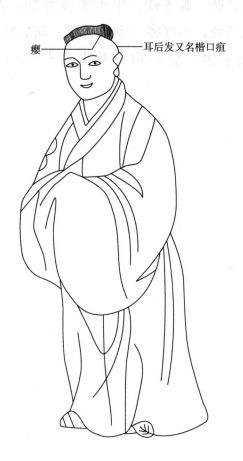

瘘——　　　　　　——耳后发又名楷口疽

　　此图耳后发，离耳一寸三分，名楷口疽，又名发颐。
其毒至锐，生于致命之处也。以其毒攻喉下，故曰锐毒。
其毒上攻连颐而穿口者，必定穿喉，死症也。急用千金化
毒汤，外敷铁箍散、乳香定痛散，又用二十四味活血流

---

①　耳后发：此下原目录有"一名楷口疽，又名发颐"。
②　石气筋血等瘘：此下原目录有"生于头面诸处"。

气饮。

　　石、气、筋、血等瘿，生于头面等处，大如拳，小如粟，或软或硬，不疼痛，不发寒热，切忌针灸①，宜服海藻散、破血散，忌一切毒物及甘②辛、鱼腥、生冷方效。

---

　　① 灸：原为"炙"，据元盛堂本改。
　　② 甘：原虫蠹，据元盛堂本定。

第十八形图　九发①

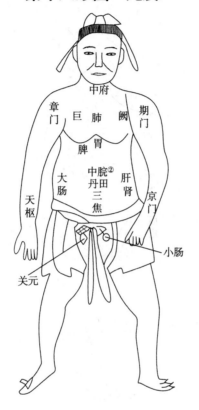

　　此图名九发，中府、巨阙、中脘、期门、章门、天枢、丹田、关元、京门。验其膜之穴，而审问其所食何物，看其气之虚实，毒之深浅大小，穿溃出外可治，内伤膜肠、大便出脓者难矣。急用千金托里散、化毒汤、治疗夺命汤、二十四味活血流气饮。

---

　　① 九发：原目录为"第十八形图　此图名九发：中府　巨阙　中脘　期门　章门　京门　天枢　丹田　关元"。

　　② 脘：原图及正文均为"腕"，据原目录及元盛堂本改。

第十九形图 人面疮

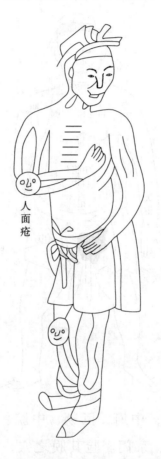

人面疮

　　此图名人面疮，生膝肘头处，急服流气饮。久不愈者，苦参丸补其肾，又敷解毒生肌定痛散，后用膏药并生肌散敷之。

第二十形图　肫生疽　腿血瘤风疮① 外臁疮

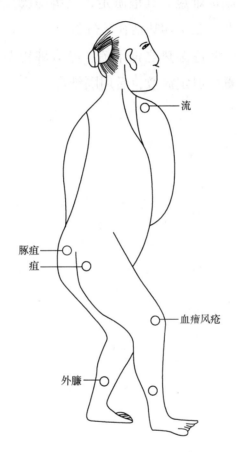

流

豚疽
疽

血瘤风疮

外臁

此图有二症，肫②上生疽，近大小便处难治，生于实

---

① 血瘤风疮：诸本同。疑为"血风疮"，为瘙痒性皮肤病，见《疮疡经验全书》卷六。

② 肫（chún 纯）：同"豚"，原形图所示及元盛堂本均为"豚"。本指古代祭祀时所用牲后体的一部分，如胡培翚（huī 挥）《礼记正义》引凌廷堪《礼经释例·释牲上篇》："后体谓之股骨，又谓之后胫骨。股骨三，最上谓之肫，有谓之膊。"

处可治。急服内托流气饮，腿上生血瘭风疮，男上生下，女下生上，顽毒难愈。其疮游走，上脚即脚发背。急用铁箍散、苦参丸、二十四味活血流气饮。

外臁疮，肾虚湿热之毒下流，亦有脾胃湿热，用苦参丸，敷以解毒生肌定痛散，后用隔纸膏。

第二十一形图　悬痈肾阴发　瓜毒发背脊

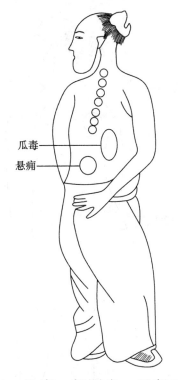

瓜毒

悬痈

　　此图有二症。悬痈，肾阴发，乃肾受寒湿，久成郁热，邪气凝滞于经络，气血阻碍，宜服托里散。若阴囊肿硬痛者，虽属膀胱经，受病大同，治法亦同。但加车前子、木通、淡竹叶、牵牛、何首乌。

　　此发背脊上，长者黄瓜毒，圆者甜瓜毒，长尺二三寸，皮不红，高突起二寸，极痛。上头大者为逆，下头大者为顺。急用千金化毒汤，以散热毒，不使成脓。又用铁箍散，以鸡子青、蜜、广胶①同和，贴之，留口出毒。

---

　　①　广胶：以黄牛或水牛皮制成的胶，又名水胶、水牛胶等。

第二十二形图　上两搭疽　左右肫腿双搭疽

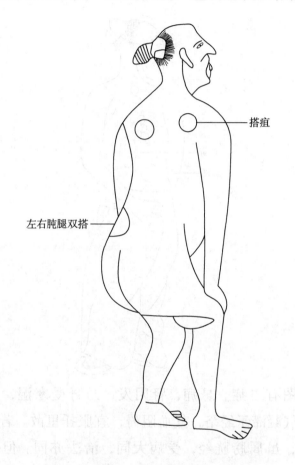

搭疽

左右肫腿双搭

　　此图有三症，上两搭、下双搭、肫腿两搭疽。上搭病原治法列于二十四形图内。下双搭，若略生下些，即肾俞双发，因酒色肆欲受湿，郁久热生。阳发在外，可治。如发寒热为阴发，阴发平阔，伤肾膜，脓清稀者为血气虚，难治。宜服追疗夺命汤、柴胡独活汤。

　　左右肫腿双搭，初发可用灯火打破，即服追疗夺命汤，次服千金托里散。

第二十三形图　左上搭①

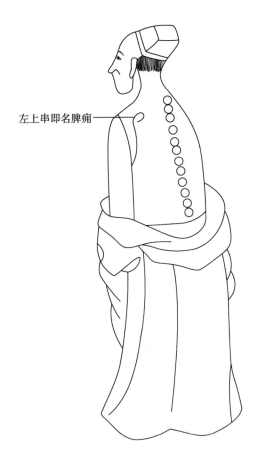

左上串即名脾痈

　　此图左上搭，亦名上串。若生偏于右胁之间，即名脾痈。脾胃不和，气血凝滞，故发肩背脊间能动之处可治，连肩骨串右者难治，老弱者十不治一。急用千金化毒汤、消肿托里散，后用清心流气饮，外敷铁箍散、解毒生肌定

---

　　① 左上搭：此下原目录有"又名上串"。

痛散，疮头上用红子膏收其脓血。热天用葱椒汤，日洗二三次，再用鸡黄皮及絮焙干为末，湿则掺之，干则以麻油调和涂之。

第二十四形图　右上搭

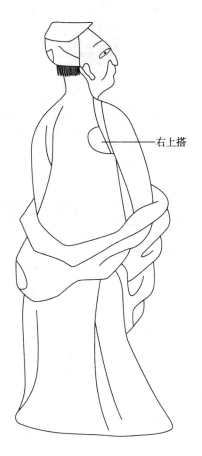

右上搭

　　此图右上搭，亦名上串，连肩骨串左者难治。治法于
左者大同。

　　附搭背一切恶疮危笃者，用鲜桑叶连枝熏烟，将人置
板上，板穿一孔，露疮在外，熏片时，即化水而愈。

第二十五形图　两搭肩

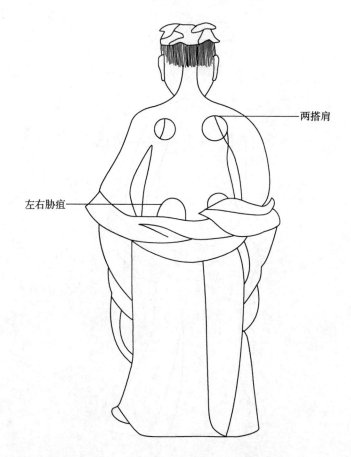

两搭肩

左右胁疽

　　此图有二症，上名两搭肩，下名左右胁疽。盖因胃虚、气虚而成，切忌补阳助热之药。盖虚而得热药，恐虚热愈盛，伤其脾膜。急用追疔夺命汤，后用化毒活血汤，外敷铁箍散，顶敷生肌定痛散，日用七宝汤煎洗二三次。

第二十六形图　肩痈搭肩　穿胁疽

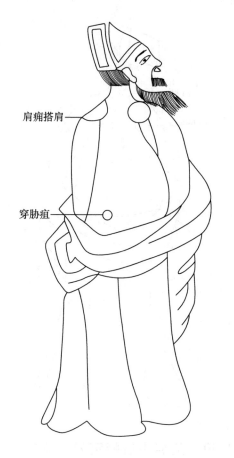

肩痈搭肩

穿胁疽

　　此图有三症，上名肩痈搭肩，病原治法列于二十五形
图内。下名穿胁疽。盖风毒入骨日久，但觉皮肤麻木骨
痛，发于腰胁间。急用化毒消肿托里散，外用铁箍散，次
用千金托里散，顶上敷生肌定痛散，脓多可用收脓消毒
膏，迟则不救。

第二十七形图　对口疽[①]　上搭肩　偏背搭

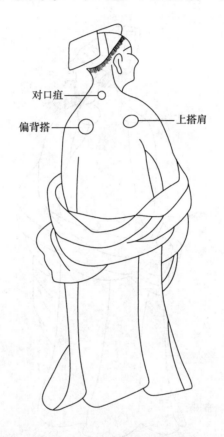

　　此图对口疽，又名头后蜂窠发。流串肩者名上搭肩，流串背者名偏背搭，难治。上搭肩病原治法列于二十三形图内，偏背搭病原治法列于第一形图内。此对口疽，发于脑后，焮赤肿起，急用铁箍散，使根不沿开，服追疔夺命汤一二帖，消肿化毒汤、活血化毒汤二三帖。

---

　　①　对口疽：此下原目录有"又名头后蜂窠发"。

第二十八形图　佛脑疽①

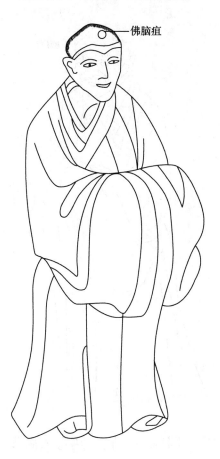

佛脑疽

　　此图佛脑疽，生顶门上，又名鱼眼疗。外敷铁箍散，
内服追疗夺命汤二三帖出汗，过度、无汗，可用保生锭②，
再用飞龙夺命丹。若毒攻心肺，三日必死。

---

①　佛脑疽：原目录有"又名鱼眼疗，生顶门上"。
②　可用保生锭：此五字原被墨笔删去。

第二十九形图　发脑疽

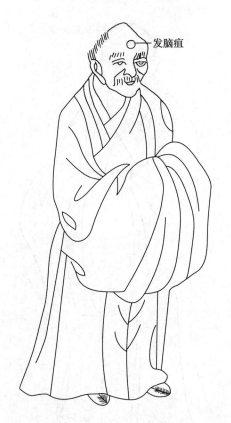

发脑疽

　　此图发脑疽，因风前久睡，热毒入脑发肿，五六日可治，半月二十日迟危矣，恐穿膜通脑也。急用追疔夺命汤、千金托里散、化毒消肿散，外敷铁箍散，中敷生肌定痛散，切忌风入疮口，及毒食、发物，入风不治。初起如粒米，四边焮赤肿硬，连于耳项，寒热疼苦。不急治，毒攻内，血肉腐烂作脓、从头中出者，必死。

第三十形图　鳅肚疔①

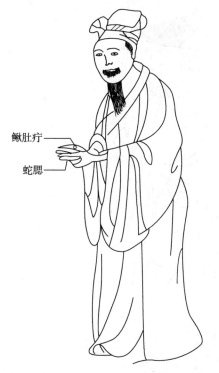

鳅肚疔

蛇腮

此图鳅肚疔。在上天蛇头，在脚地蛇头，中节鳅肚疔，指头蛇头，指头侧蛇腮，骨节处为寸疔，手足通于心腹。急用铁箍散、追疔夺命汤，若三节黑烂，必落②，或伤命。总之，毒气攻心，面发青者、黄者难治。

一方：生黄豆口嚼极烂，一切蛇头恶毒疔自试③。并豆疔回毒，加绿豆。

---

① 鳅肚疔：此下原目录有"在上天蛇头，在脚地蛇头，中节鳅肚疔，指头蛇头，指侧蛇腮，骨节处为寸疔"。

② 必落：原字漫漶，墨笔添为"必落"。元盛堂本为"必落"。

③ 试：原字虫蠹，据元盛堂本定，他本同元盛堂本。据文理，疑应为"效"。

第三十一形图　红丝疔①

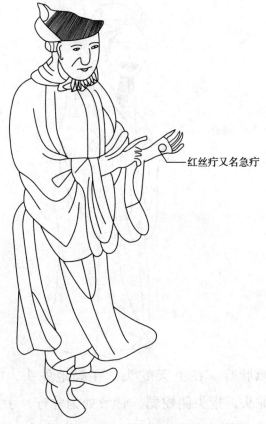

红丝疔又名急疔

　　此图红丝疔，又名急疔。先生手足心，疼，间如黄豆大，其色红白，水泡样，行②、根③如前。一日夜行一尺二三寸，红丝之收生，至心口者死。急用针刺丝头上，入四五分，出黑紫血可安。急服追疔夺命汤，三四帖除根。

---

① 红丝疔：此下原目录有"又名急疔"。
② 行：指红丝疔红线由小腿或手臂向上走窜及线路。
③ 根：指红丝疔初起红肿热痛处。

第三十二形图　脉骨疗①　担疽②

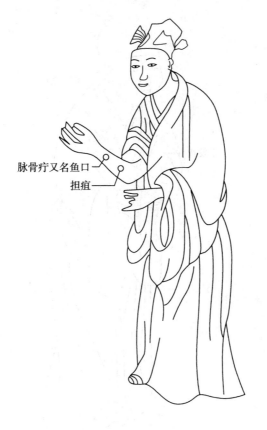

脉骨疗又名鱼口———
担疽———

　　此图脉骨疗，又名鱼口疽，生于臂肘中为担疽，在下
为鱼口，在手掌后即脉骨疗。红丝行根，红者为疽，黑者
为疗。急用铁箍散、千金化毒汤，中敷生肌定痛散。

---

① 脉骨疗：原目录有"又名鱼口疽"。
② 担疽：原目录有"生臂肘中"。

第三十三形图　手发背

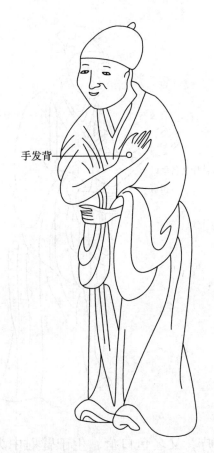

手发背

此图手发背，生筋脉之处。十指连心，痛不可忍。色黑而臭者，毒攻心矣，必死；色红者可治。先用葱椒汤洗去烂血肉，敷乳香定痛散，贴乳香呼脓膏，再敷生肌定痛散，服乳香化毒汤三四帖，又用千金托里散排脓生肌。

第三十四形图　脚发背　脱甲疽

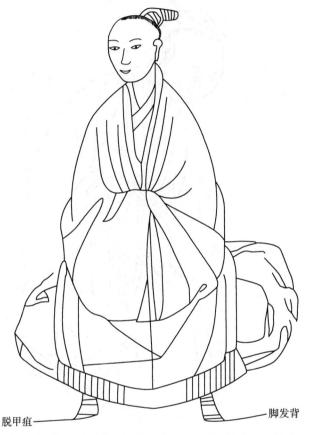

脱甲疽————　　　　　　　　————脚发背

此图脚发背，色黑者死。色赤，消渴病久者生。治法
与手同。

脱甲疽，生于足指，色赤面不黑者、脓水者，可治。初
发时，急用流气饮、苦参丸、解毒生肌散。又用桐油煎无名
异，一沸入花椒一撮。依疮剪蓼叶①，浸一七日，取贴。

————————————

① 蓼（liǎo 了）叶：即箬叶，又名辽叶，可用于裹粽。《本草纲目》卷
十五言"其生疏辽，故又谓之辽"，"可消痈肿"。

第三十五形图　穿心疔①

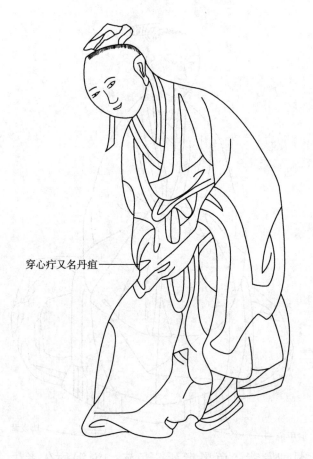

穿心疔又名丹疽

　　此图穿心疔，又名丹疽，生脚底心。串脚面者，十不
治一。急用铁箍散，中敷乳香定痛散，服追疔夺命汤、千
金托里散、化毒祛风散。如出脓散气者，愈。不出脓，用
血竭点破之。

---

　　① 穿心疔：此下原目录有"又名丹疽，生脚底心"。

第三十六形图　腐骨疽[①]　贴骨疽　鱼肚疽
脚生血风疮

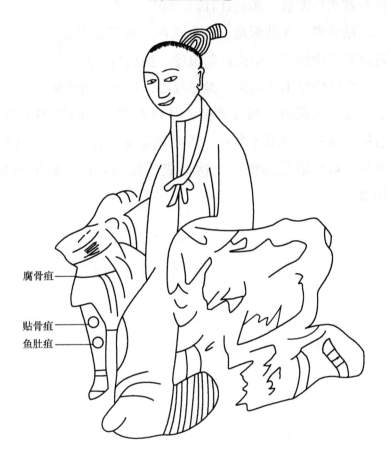

腐骨疽

贴骨疽
鱼肚疽

　　此图有三症，上名腐骨疽，下名贴骨疽，又名鱼肚疽，生大腿，其骨硬肿如石。此多风湿之毒，亦因久坐久眠，受湿受风日久，不得发散，其血被污浊而结滞。急早治之，迟必腐烂成脓。宜用千金托里散。若骨外见高，其

---

　　①　腐骨疽：此下原目录有"生足大腿"。

皮不红，发热，按之不随手起者，即有脓矣。即用三棱针，刺入三四寸，到骨至根。放脓后，服十宣散五七帖，见有黄水出即愈。谨忌百日。

贴骨疽，久处湿地，久坐久眠，风湿透骨而生，至一月内外不出脓者，用火针刺出脓，治法与上同。

鱼肚疽经半月不治，毒必攻心，难矣。治法同上。

脚生血风疮，顽毒难愈，其疮避走，上脚即脚发背。急用铁箍散，内服苦参丸、活血解毒丸，后用二十四味流气饮，日用椒葱汤洗二三次，或桔梗柚叶汤，后用服九仙散。

第三十七形图　青蛇咬①

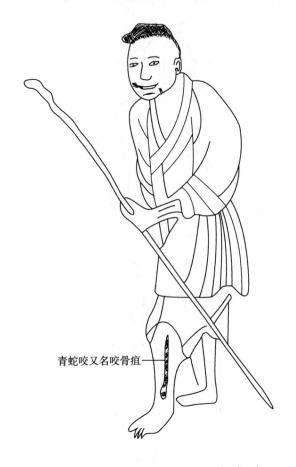

青蛇咬又名咬骨疽

　　此图名青蛇咬，又名咬骨疽，生小脚膀上。头向上
生，攻走入肚者不治，尾向上易治。急宜表汗，服二十六
味救苦化坚汤，外敷铁箍散，用姜汁、陈醋、猪胆汁和
调，蛇头上用三棱针刺入二寸，出黑紫血，方可出针。再
将保生锭，用酒送入，自消。

---

　　①　青蛇咬：此下原目录有"又名咬骨疽，生小脚膀上"。

第三十八形图　肉乌龟①

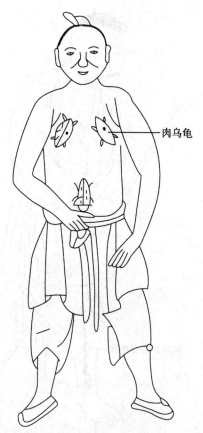

肉乌龟

　　此图肉乌龟。生腹背胁间，皮不红，高起二寸，头向上即攻心口，痛，向下满脚如刀割，头向左右亦甚疼痛。急用针刺其四足及尾背，上用艾灸之，独在龟头上多炙②二十余壮，即不疼不动，其龟死矣。不可便去其针，待炷香尽，漫去之，再服消风化毒汤。

---

　①　肉乌龟：此下原目录有"生腹背胁肋间"。
　②　炙：疑作"灸"。

第三十九形图　黄鳅痈①

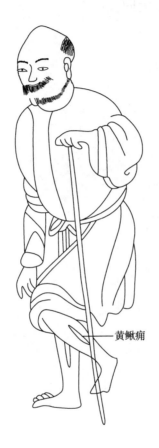

黄鳅痈

　　此图黄鳅痈，又名黄鳅。生小脚膀②皮里膜外，或大腿上。皮面不红，里硬如石，长七八寸，头大尾小。急用三棱针，先刺中腹，后刺尾上二寸之处，再用小针刺其

---

　　① 黄鳅痈：此下原目录有"又名黄鳅，生小脚膀"。

　　② 小脚膀（bǎng 绑）：腿下部。膀，兽类或家畜腿的上部或前肢和躯干相连的部分。

头，艾灸头上二三十壮。炷香消尽，方可去尾针。左右转针五七次，不疼不动，便起针。如再动而疼，照前针灸。治法与三十七形图大同。

第四十形图　老鼠攒①

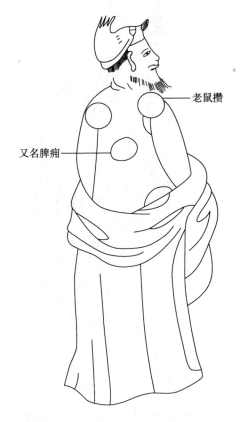

老鼠攒

又名脾痈

　　此图老鼠攒，又名脾痈。生于肩胁间，色不红，如
鼠，大小不一。七八日不成脓者可治，成脓者十不治一。
多生于小儿身上，盖因受胎毒，后失乳，多哺食不节，及
米面发气之物不能克化，故作寒作热，日夜骨蒸，久不安
宁，遂生此症。发于皮里膜外，如流注状。先用流气发散
之药，后用二十四味化毒流气②饮。

---

　　①　老鼠攒：此下原目录有"又名脾痈，生肩胁间"。
　　②　气：原字漫漶，据元盛堂本定。

第四十一形图　肉胡蜂①

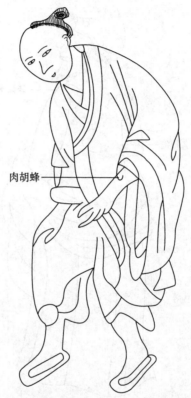

肉胡蜂

此图肉胡蜂。肉刺生遍身手足间，不红。此蜂一疼，直攻入心口。用七味硇砂散敷之，外用万应膏药贴之，毋着好肉，贴三日后取下。其蜂如臭，而后再以万应膏贴之。

---

① 肉胡蜂：此下原目录有"生遍身手足间"。

第四十二形图　盘蛇痨①

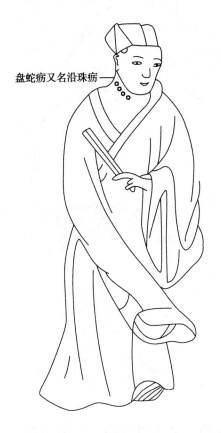

盘蛇痨又名沿珠痨——

　　此图盘蛇痨，又名沿珠痨。因吃剩饮食隔夜，鼠虫蛇
蜈之毒，不蒸过就吃，其毒终久不化，遂生此病。先服玉
屑散二贴，引小水分其清利，后服灵砂散三②四贴，如不
消，再用四五贴。

---

① 盘蛇痨：此下原目录有"又名沿珠痨"。
② 后服灵砂散三：原被墨笔删去。

第四十三形图　小腹痈①

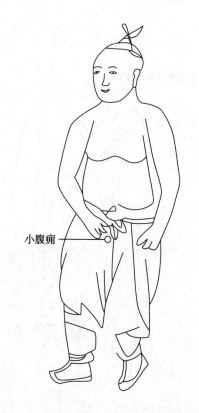

小腹痈

　　此图小腹痈，又名丹毒痈。生于小腹、阴交相对，小腹侧缝间，与横痃同。不穿膜可治，若穿膜必成漏矣。急用千金化毒汤，后用排脓十宣散，又用生肌解毒定痛散，再用乳香隔纸膏，一日换二三次去其脓。如天热洗二三次，天凉只洗一次，用葱椒汤。

---

　　①　小腹痈：此下原目录有"又名丹毒痈"。

第四十四形图　鱼口疽①

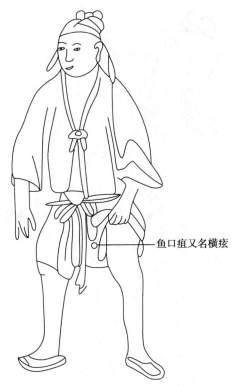

鱼口疽又名横痃

　　此图鱼口疽，又名横痃，又名便毒。生腿腕②之缝间，
内臁膀胱上。此色欲过度，走动劳苦，或妒精秽气不净，毒
攻心肾肝脏。然肝经之伤也，先生下疳，或先生便毒，妒精
房劳也。其劳动者，先痃作动而后成。急用千金消毒散，饮
后用八味当归瓜蒌散内消之，成脓用乳香拔毒膏，不必刀针。

---

　　①　鱼口疽：此下原目录有"又名横痃，又名便毒，主腿腕缝间内臁膀
胱上"。

　　②　腿腕：本指脚与小腿之间的部分。结合形图所示，此处应指腿与身体
相连的部分。

第四十五形图　囊痈①　撩②膝疽　脚骨疔

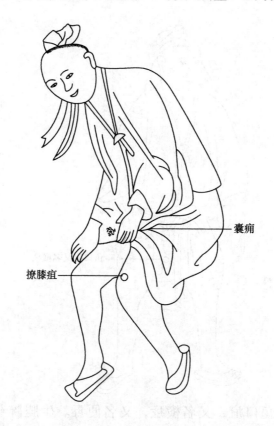

囊痈

撩膝疽

　　此图有二症。上名囊痈，又名肾疽，下名撩膝疽、脚骨疔。肾疽，阴囊下硬肿，受肾膀胱之寒湿而成。急用千金托里散，外用红子膏。撩膝疽、脚骨疔皆发于肾，治法大同。

---

①　囊痈：此下原目录有"又名肾疽"。
②　撩：原目录为"橑"，据形图和下文改。

第四十六形图　脑心发　鳝贡头　颈后双发
中背搭　肾①俞命门毒

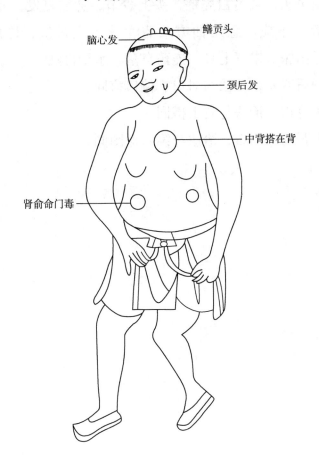

脑心发　　　　　鳝贡头

颈后发

中背搭在背

肾俞命门毒

　　此图有五②症。上名脑心发、鳝贡头、颈后双发、中
背搭，下肾俞命门毒。脑心发，此热毒上攻，四边焮赤肿
硬，连于耳项，寒热疼痛。及毒入脑，血腐脑顶门而出不

---

① 肾：原目录为"胃"，据形图和下文改。

② 五：原为"六"，据文意、形图所示及元盛堂本改。

住者，死。发时急服追疔夺命汤四五帖，后服生肌散、千金托里散。总之，头中出血、气急痰发者危。

鳝贡头，又名白秃疮，头上少节，愈而复发，或湿或干，诸药不应。急用仙方二青草末、飞丹散，杵成膏，贴，呼出脓。未五七日，连药自落，水干再贴。

颈后双发，治法与对口、偏口疽同。

中背搭，治法与右上搭同。

下肾俞命门毒，治法与第六形图同。

第四十七形图　枷口疽　马刀疮　缺盆疽①

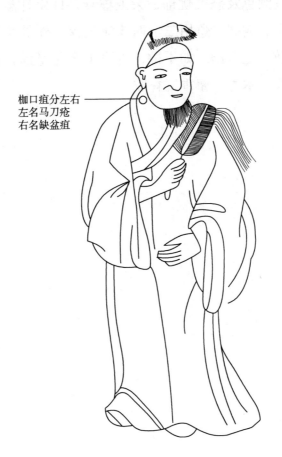

枷口疽分左右
左名马刀疮
右名缺盆疽

　　此图有二②疽，上名枷口疽③，左名马刀疮，右名缺盆
疽，又名锁骨疽。总之，至肩至头，或流缺盆，乃手足少

---

　　①　枷口疽……缺盆疽：原目录为"上名枷口疽，左马刀疮，右缺盆疽
（又名锁骨疽）"。

　　②　二：形图图示为"二"，元盛堂本为"四"。

　　③　疽：原为"症"，据文意、形图所示、原书目录及元盛堂本改。

阳经，手在颏①下。或颊车②，乃阳明经受心脾之邪而作
也。此贪酒色及怒气忧郁，荣卫虚衰，日夜骨蒸，热攻于
面、颈项、胸间。急用二十四味流气饮，外敷铁箍散，再
服连翘散、化坚汤。如不散，再服千金化毒汤，乳香、沉
香、丁香、木香、麝香五香散。

---

① 颏（kē颗）：下巴。元盛堂本为"颏"。
② 颊车：穴位名，在耳下曲颊端近前八分。此处生痈被称为颊车痈。

第四十八形图　顶门痈　耳风毒　肩疽　肩发疽
上中下蝼蛄串　乳根痈　肚肋痈　肾气游毒
手发背　鞋带痈　脚心疽　赤面疔

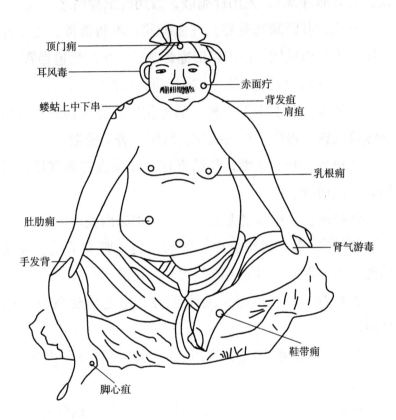

顶门痈

耳风毒

蝼蛄上中下串

肚肋痈

手发背

脚心疽

赤面疔

背发疽

肩疽

乳根痈

肾气游毒

鞋带痈

此图共十二症。病原治法，逐一开列于下。

顶门痈，受毒在心，阴阳不和，热气上壅，风热伤于督脉太阳。急用败毒流气饮，后用内托流气饮或当归连翘散、解毒散，疮上用蟾酥丸，四边用敷乳香拔毒散。如溃烂，用追毒乌金散去其恶肉，以桃花散收敛。

赤面疔，脾经受毒，血凝气滞，伤于筋骨，毒气伤肝，风热壅盛，先用狗宝丸，次用追毒流气饮，外用白玉膏贴之。

耳风毒，肝肾风热上壅，先服清肝流气饮、定痛流气饮，若耳痛耳蕈①，先用针刺破，后用红玉膏贴之。

肩疽，肝肾膀胱受邪，气血凝滞，不得流散。先用流气饮、千金内托饮，四围以清凉膏敷贴，中间用追毒膏。

肩②发疽，肝肾受邪，血凝气滞，治法同上。

蝼蛄串，有上中下三种，湿毒伤肾，怒气伤肝，先用加味流气饮，再服三香内托饮，后用乳香定痛散。

乳根痈，肝经受毒，气结毒壅，先用败毒流气饮，后用乳香定痛散。

肚肋痈，大小肠受毒而成。内用加味内托流气饮。

肾气流③毒，膀胱流冷，气欲伤肾，肾实不受，复流膀胱，盖风毒也。用定痛流气饮、内托散。

手发背，心肝阴毒，流注手背，用定痛流气饮、内托散。

鞋带痈④，寒湿受于下部，用定痛流气饮、内托散、槟榔丸。

脚心疽，湿气凝滞肾经，服定痛流气饮、槟榔丸。

---

① 耳蕈（xùn 迅）：耳内赘生物，形如菌。蕈，菌类。

② 肩：目录同，形图图示所指为"背"，元盛堂本正文与形图所示均为"眉"，图示所指亦在眉骨处。

③ 流：原目录、形图文字、元盛堂本均为"游"。

④ 鞋带痈：原为"鞋底带痈"，据原目录、形图文字及元盛堂本改。

第四十九形图　上发背　中发背　下发背　腰疽 疳腮痈① 骑马痈

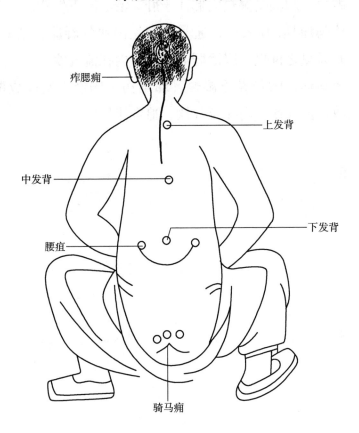

疳腮痈

上发背

中发背

下发背

腰疽

骑马痈

此图上发背。心肺郁结，怒气伤肝，热毒出背。先服败毒流气饮，不效，用护心托里散。如再不效，急用内托流气饮。

中发背，心经热毒，以致肝血凝结，先用败毒流气饮，次用内托流气饮。

---

① 疳腮痈：此下原目录有"在牙根耳后"。

下发背，肝脾风热，结滞入肾间。先用败毒流气饮，次服内托流气饮。

腰疽，胸膈受湿热之邪注于肝。治法同下发背。

疰腮痈①在耳根后，通于肝肾，因血气凝滞，结成夹腮，乃风热之毒也。服清肝流气饮、内托流气饮。

骑马痈，因肾虚受湿热，邪毒伤于肠经，发即成漏，急服败毒流气饮、内托流气饮、追毒流气饮。

---

① 痈：原脱，据原形图图示文字、目录及元盛堂本补。

第五十形图　眉风毒　耳门痈　耳根毒　胲痈
大腰带毒　脐痈　中肘疽　肘后毒　发臂①
了刺毒　腿痈　外臁疮　内臁疮　脚发背

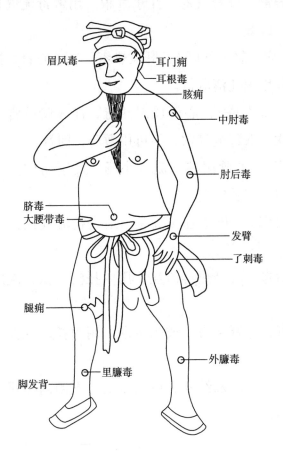

眉风毒
耳门痈
耳根毒
胲痈
中肘毒
肘后毒
脐毒
大腰带毒
发臂
了刺毒
腿痈
里臁毒
脚发背
外臁毒

此图共十四症，病原治法，俱列于下。

眉风毒，太阳风热，上壅脾经，壅结而成。急用败毒

---

① 臂：原目录为"背"，据形图图示及下文改。此下原目录有"心肾传毒"。

流气饮，次用内托清肝饮，即乳香定痛方。

耳门痈，肝经风毒，流注阳明。用败毒流气饮、清肝流气饮。

耳根毒，肝肾气滞，注于耳根。用败毒流气饮、内托清肝饮，即效。

胲①痈，怒气伤肝②，肝风热壅，流入心肾。用败毒流气饮，复用内托清肝饮。

大腰带毒疮③，心肝风湿热毒，注入膀胱肾经。用清肝流气饮、败毒流气饮，不可用敷药，即效。

脐痈④，心脾湿热，流入小肠，发于脐中。用内托流气饮、定痛三香饮。

中肘疽⑤，肝经血气凝滞。用内托流气饮，次用消毒流气饮。

肘后毒，心经热毒流注。用内托流气饮，次用消毒流气饮。

发臂，心肾传毒，或为串漏。用内托流气饮、定痛消毒饮。

了刺毒，心邪结滞，风毒壅血。先用内托流气饮，次服定痛消毒饮。

① 胲（gǎi 改）：颊下。《集韵》："颊下曰胲。"

② 肝：原为"用"，据元盛堂本及文理改。

③ 大腰带毒疮：原目录、形图图示文字及元盛堂本形图图示文字均为"大腰带毒"，元盛堂本正文为"大腰毒"，"疮"当为衍文，但其意亦通，故存。

④ 痈：原目录同，图示文字为"毒"。

⑤ 疽：原目录同，图示文字为"毒"。

腿痈，湿热壅结肾经。用败毒流气饮、内托流气饮。

外臁疮①，心、脾、肾之湿热也。用紫苏流气饮，次用三香和气饮。

里②臁疮③，受湿热之邪，阴经血分受伤。急用紫苏流气饮、三香和气饮，外用隔纸膏。

脚发背，肾经受湿，气血凝结，用定痛消毒饮，次用鹅油透骨膏。

---

① 疮：原目录同，图示文字为"毒"。

② 里：原目录为"内"。

③ 疮：原目录同，图示文字为"毒"。

第五十一形图　脑疽　对口疽　上中下搭
委中毒　肾痈　天蛇头

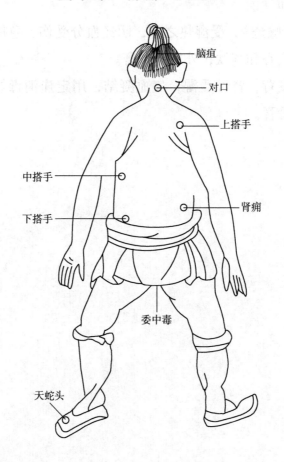

脑疽

对口

上搭手

中搭手

下搭手

肾痈

委中毒

天蛇头

此图有六症，病原治法，俱列于下。

脑疽，肾虚，热上壅结伏。用三香内托散，再用定痛消毒饮。

对口疽，太阳督脉，风热相乘。用三香内托散、定痛消毒饮。

上中下搭，久忧暴怒伤于内，风热暑湿伤于外，心火克肺，气结血凝。用三香内托散、内托流气饮、消毒内托散。

委中毒，肾经受寒湿，用加减紫苏流气饮、败毒流气饮。

肾痈，心肾湿热，结聚于腹下，入①肾而成。用败毒流气饮、清心流气饮。

天蛇头，心热风湿，下行脚指，或发手指。治法与肾痈同。不可犯铁。

---

① 入：原为"大"，据元盛堂本及医理、文理改。

第五十二形图 项①疽 鬖疽 血风毒② 瘰疬
结喉痈 上下胁痈 臀疽 贴骨疽 腿游风 指刺

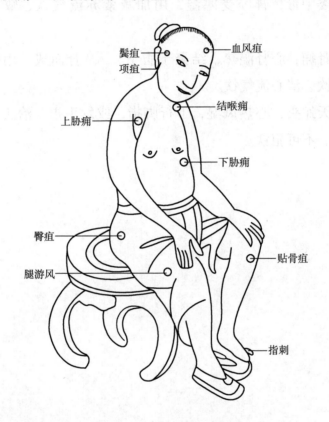

此图项疽，风热犯太阳督脉，心火上炎之极。先用败毒流气饮，次用内托流气饮，即效。

鬖疽，肾胃心肺风热而生。用败毒流气饮、清肺饮。

血风毒③，生于鼻上，因心脾受湿热，致风热并发。

---

① 项：原目录为"顶"，据图示及下文改。

② 血风毒：此下原目录有"生鼻上"。

③ 毒：原目录同，图示文字为"疽"。

用败毒流气饮。

瘰疬①有四种，风、痰、寒、热壅滞。用清肺流气饮，不效，再用消毒流气饮。

结喉痈②，盖因风热结滞，在外犹可，咽喉之门，则难矣。急用败毒流气饮，不效，复用内托流气饮。

臀疽，肾经虚冷，湿热壅结。急用败毒流气饮，次用内托流气饮。

贴骨痈，肝肾风湿，热毒聚于筋骨，无脓肿而疼甚，足不任地。用败毒、紫苏二流气饮，不退，再用内托流气饮。

腿游风，小腹受湿热风邪，赤肿游走腿间。用紫苏流气饮，不效，再用败毒流气饮。

指刺，风寒热击搏于心，心血受毒。用定痛流气饮，不效，用托里流气饮。

上下胁痈，肝经风寒湿热，伏于肠胃。用败毒流气饮，不效，用内托流气饮。

---

① 瘰疬：原目录同，图示未标示此症。
② 痈：原为"壅"，据原目录、图示及元盛堂本改。

第五十三形图　破面疔　咬牙疔　蜂窠毒　锁喉疔
对心疽①　破肚痈②　脐下毒　鱼口便毒　左右血海毒

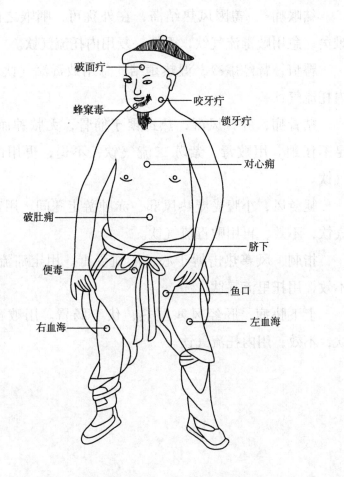

破面疔

蜂窠毒

咬牙疔

锁牙疔

对心痈

破肚痈

脐下

便毒

鱼口

右血海

左血海

此图破面疔。用追毒流气饮，仍用透骨膏。

---

①　对心疽：图示及正文为"对心痈"。

②　破肚痈：原图示文字同，正文脱漏，元盛堂本此形图正文后有"内遗破肚痈一症"。

咬牙疔，先用透骨膏贴于面腮红肿处，急用追毒流气饮。

蜂窠毒，病原治法，列于十一形图内。

锁牙喉疔①，用内托追毒流气饮，亦用透骨膏。

对心痈，难治之甚。急用内托追毒饮、透骨膏。

脐下毒，用内托流气饮。

鱼口便毒，用土苓散。

左、右血海毒，脾肾受邪。用败毒流气饮。

---

① 锁牙喉疔：原目录为"锁喉疔"、形图图示文字及元盛堂本文、图均为"锁牙疔"，但原形图标示该症病位在喉。中医外科有锁喉痈、锁喉毒、锁喉疔等，鲜见锁牙疔，且"锁喉"比"锁牙"似更合意，故疑"牙"为衍文。

第五十四形图　刀马毒① 麻子疗　蚯蚓疗
穿心疗　偏胸毒　樱花疮　手心疮　石榴疮　人面疮

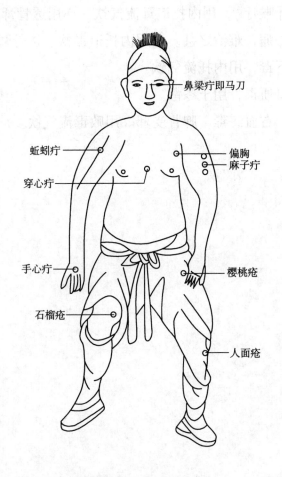

鼻梁疗即马刀

蚯蚓疗

穿心疗

偏胸
麻子疗

手心疗

樱桃疮

石榴疮

人面疮

此图有九症，病原治法，俱列于下。

马刀毒，一名鼻梁疗。先用透骨膏，令毒攻顶门，急

① 刀马毒：此下原目录有"又名鼻梁疗"，原图示文字为"鼻梁疗即马刀"。

用追毒流气饮。

麻子疗，用追毒流气饮。

蚯蚓疗，先用透骨膏，急用追毒流气饮。久延毒入，难治。

穿心疗，乃危急之症。用内托追毒饮，少效，用清肺饮。

偏胸毒①，用内托流气饮，久延，毒入于心，难治。

樱花②疮，用消毒流气饮。

手心疮③，用内托流气饮。

石榴疮，用消毒流气饮。

人面疮，病原治法，列于十九形图内。

---

① 毒：原目录同，图示文字无。

② 花：原文及原目录同，原图示文字及元盛堂本为"桃"。"樱桃疮"见《丹溪治法心要》卷六"疮癣"及《医经小学》卷四"病机第四·病机略一首"。疑"花"为"桃"讹。

③ 疮：原图示文字及元盛堂本为"疔"。

第五十五形图　破腮疔　缺盆疽　胁肋疽　肚痈
鹅掌风　肾茎烂蛀疽　腿面痈　石丹毒　肠痔

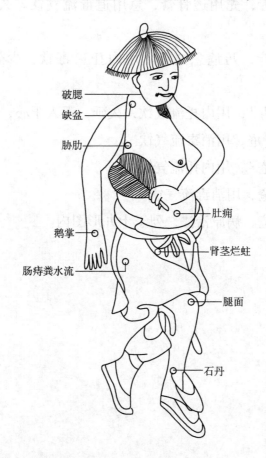

破腮
缺盆
胁肋
肚痈
鹅掌
肾茎烂蛀
肠痔粪水流
腿面
石丹

此图有九症，病原治法，俱列于下：

破腮疔，急用追毒流气饮。

缺盆疽，用消毒流气饮。

胁肋疽，用内托流气饮。

肚痈，用内托流气饮。

鹅掌风，用追毒流气饮。

肾茎烂蛀疽，用清心流气饮。

腿面痈，用败毒流气饮。

石丹毒，用定痛流气饮。

肠痔，粪水通流，用地榆槐花汤。

第五十六形图　租珠痈　鼻痔　血风癣　右腿痈
外便毒　牛皮癣　鹤膝痈　右肘根

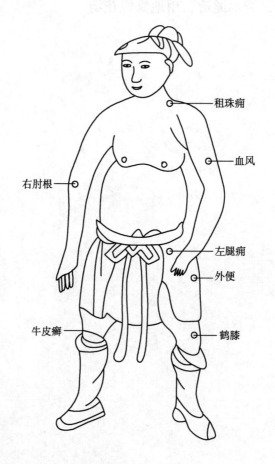

此图有八症，病原治法，俱列于下。

租珠痈，用清心流气饮。

鼻痔、血风癣，此二症俱用消毒流气饮。

左腿痈，用定痛消毒饮。

外便毒，用托里流气饮。

牛皮癣，用消毒流气饮。

鹤膝痈，用败毒流气饮。

右肘根，用追毒流气饮。

第五十七形图　圆珠痈　棘心痈　臂腕毒　右豚疽　内便毒　念珠毒

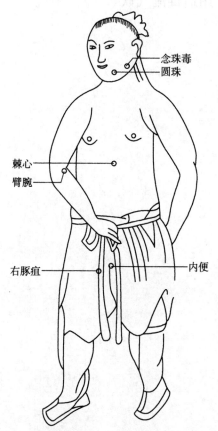

念珠毒
圆珠

棘心
臂腕

右豚疽

内便

此图有六症，病原治法，俱列于下。

圆珠痈，用定痛流气饮。

棘心痈，用清心流气饮。

臂腕毒，用内托流气饮。

右豚痈，用定痛流气饮。

内便毒，用托里流气饮。

念珠毒，用败毒流气饮。

第五十八形图　念珠疬　偏胸毒　腰瘑① 漏蛀 左了刺　樱桃痔

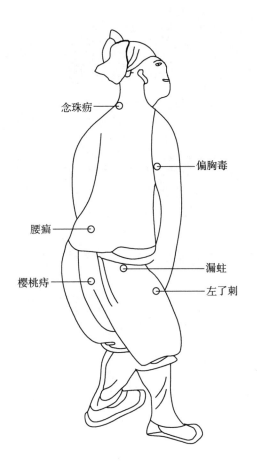

念珠疬

偏胸毒

腰瘑

漏蛀

樱桃痔

左了刺

此图有六症，病原治法，俱列于下。

念珠疬，用败毒流气饮。

偏胸毒，用定痛流气饮。

---

① 腰瘑（piān 偏）：此下原目录有"即蜘蛛痈"。瘑，半枯。

腰瘑（即蜘蛛瘑）、漏疰、左了刺，此三症治法，俱用消毒流气饮。

樱桃痔，用清肝流气饮。

第五十九形图 颈痈 咬骨疔 左胁便毒 朴柮疽

血丝疔 血气流注

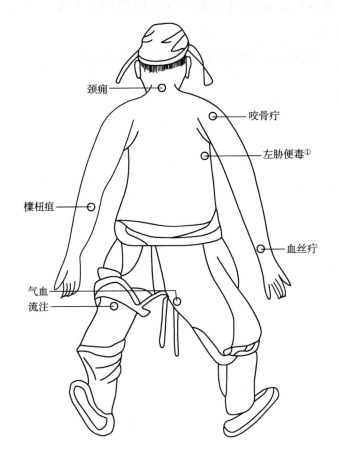

颈痈

咬骨疔

左胁便毒①

樸柮疽

血丝疔

气血
流注

此图颈痈，急用内托流气饮。

咬骨疔，难治。先以透骨膏去其毒，后用追毒流
气饮。

---

① 左胁便毒：误，当图示于身体左胁。

左胁便毒，用内托流气饮。

朴杻痈疽①，用败毒流气饮。

血丝疔，急用追毒流气饮。仍用透骨膏贴其两头，勿容走开。

气血流注，用透骨膏贴两头，再用追毒流气饮。

---

① 朴杻痈疽：待考。朴，没有细加工的木料。杻，古代刑具、手铐之属。杻，又音 niǔ，指檍树。

第六十形图　肩疗　左肩疽　右胁便毒　铁索疗
臂疗　湿毒流注　腿痈　肾痈

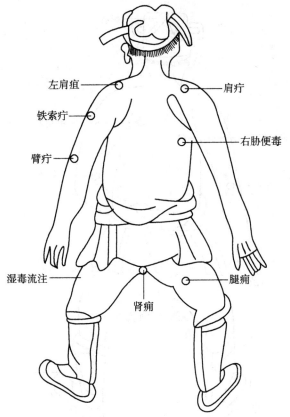

左肩疽—　　　　—肩疗

铁索疗—

臂疗—　　　　—右胁便毒

湿毒流注—　　　　—腿痈

肾痈

此图肩疗，急用内托流气饮。

左肩疽，用败毒流气饮。

右胁便毒，治法同肩疗。

铁索疗，先用透骨膏贴两头，后用追毒流气饮。

臂疗，用追毒流气饮。

湿毒流注、腿痈，此二症俱用清毒流气饮。

肾痈，用内托流气饮。

第六十一形图　影疽　对口　蜂房发背　通肝发背
左右牛厄　悬痈①　天蛇头　脚心疔

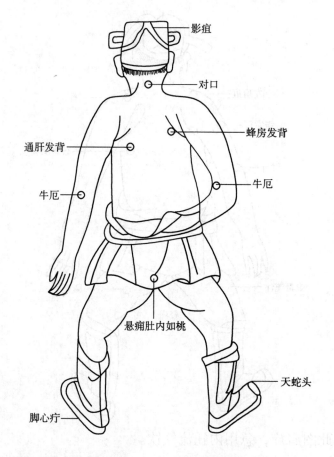

影疽

对口

蜂房发背

通肝发背

牛厄

牛厄

悬痈肚内如桃

天蛇头

脚心疔

此图有九症，病原治法，俱列于下。

影疽，急用内托流气饮，不效，用追毒流气饮。

对口，急用清心流气饮。

蜂房发背，危急之症。初起必用开破疮头，急用内托

---

①　悬痈：此下原目录有"又名鸭蛋痈"，图示为"悬痈，肚内如桃"。

流气饮、清肝流气饮，仍贴透骨膏。

通肝发背，左、右牛厄，此三症俱用消毒流气饮。

悬痈，一名鸭蛋痈。用内托流气饮、追毒流气饮。

天蛇头，治法、方列五十一形图内。

脚心疔，用定痛败毒饮，即内消沃雪汤。

第六十二形图　白面疔　上下眼丹　髭须鬓三毒
夹胍毒二种　臂面毒　手心痈　左乳痈　右乳痈
心肚痈　手腕毒　便毒　鲤鱼毒　膝眼毒
鹤膝风　脚指毒

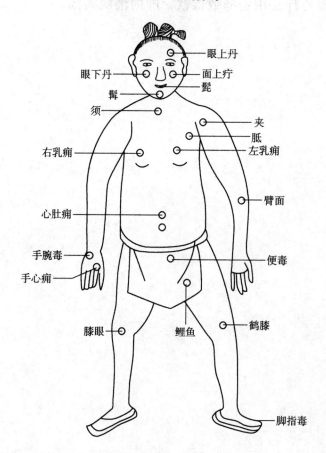

眼上丹

眼下丹　　面上疔

鬓　　髭

须

右乳痈

夹
胍
左乳痈

臂面

心肚痈

手腕毒

手心痈

便毒

膝眼　　鲤鱼　　鹤膝

脚指毒

此图有十九症，病原治法，俱列于下。

白面疔①，一名冷疔，感于手足久冷，受寒风而生，

————

① 白面疔：原图示为"面上疔"。

长如粒米，久成疔毒。用狗宝丸、流气饮，不效，再用追毒托里散。

上、下眼丹，心肝风热而成，用清心流气饮。

髭、髯、须三毒，脾胃心肺，因风热痰火[①]之邪而生。急用清心流气饮，不效，再服内托流气饮。

胝毒、夹毒，心肺三焦，湿热痰滞。用内托流气饮，不效，用定痛流气饮。

臂面毒，肝肺受毒，气血凝滞。用败毒流气饮，少效，用定痛流气饮、内托流气饮。

手心痈，在右，太阴阳明邪气流于右，足厥阴在左，太阳少阴火流于左，足太[②]阴阳明复流注与上而生。盖因喜怒忧愁，风寒湿热，气血凝滞，经络不通。俱用定痛消毒饮，不散，用内托流气饮。

左乳痈，因肝怒血滞，孔窍不利。用内托流气饮，不效，用定痛流气饮。

右乳痈，风热湿痰传于脾胃、肝肺之间。用清心流气饮，少效，用内托流气饮。

心肚痈，心经热毒壅结，经络不通。用定痛流气饮、内托流气饮。

手腕毒，生于掌后，心经受风寒暑热、喜怒惊恐，经络结滞。用败毒流气饮、定痛流气饮、内托流气饮。

便毒、鲤鱼毒[③]，生于腿之左右缝间，此膀胱湿热伤

---

① 火：原字漫漶，据元盛堂本定。

② 太：原为“大”，据元盛堂本改。

③ 毒：原目录同，原图示无。

于肝肾。用消毒流气饮、内托流气饮、定痛流气饮。

膝眼毒，膀胱受邪，流于脾胃。用紫苏流气饮。若结久成痈，再服内托流气饮、定痛流气饮。

鹤膝疯①，忧郁湿气，伤于肝胃、筋骨之间，流传脾胃。用紫苏流气饮、内托流气饮。

脚指毒，肾经受邪，传于阳明筋聚处。用紫苏流气饮、内托流气饮、定痛流气饮。

---

① 疯：元盛堂本同，原目录为"风"，图示无。

第六十三形图　大①瘤　粉瘤　肩瘤　乳瘤　血瘤 肉瘤　胁瘤　筋瘤　臂瘤　腿瘤　面颊瘤　发疽瘤

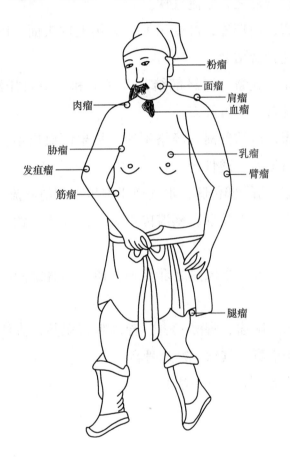

此图有十二②症，病原治法，俱列于下。

夫瘤者，风寒湿热伤于脾胃心肝肺肾，传于六腑，壅

---

①　大：原目录、面极堂本目录同，原正文为"夫瘤者"，原图示未标示此症，元盛堂本正文为"此图瘤者"。疑"大"为"夫"讹字。

②　十二：原图示仅十一症，原正文及元盛堂本图示有"脚瘤"，计十二症。

滞经络，留于腠理，血结气滞，日渐增长。或有内溃，自破裂开，将梅花散敷之，外敷以白玉膏，待七日后取去，即用透骨膏贴之，服流气饮。

粉瘤、面颊瘤，肝受风寒，湿热上攻头面。用消毒流气饮，透骨膏贴之。

肩瘤、乳瘤，忧怒郁结，血气不和。用内托流气饮、鹅油透骨膏，不可开刀。

血瘤，血结气滞，经络不通，热聚而血出不止。用梅花散、白玉膏、透骨膏。

肉瘤，肝①邪传脾，毒气逆于肉里。用清肝流气饮。

胁瘤，肠胃受邪，壅滞肉里。用消毒流气饮，贴透骨膏，不可开刀。

筋瘤，肝经受风热之邪传脾，逆于筋骨之间。用清肝流气饮。

臂瘤、腿瘤、脚瘤三者，皆因脾胃湿热，流注于手足之经。用消毒流气饮、贴透骨膏。

发疽瘤，病原、治法亦同。

---

① 肝：原为"脾"，元盛堂本同，据六十三形图中"筋瘤"所述及医理改。

第六十四形图　大麻风①

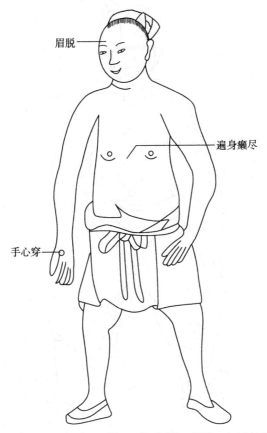

眉脱

遍身癞尽

手心穿

此图大麻风，邪中血脉，若皮肤不裂，四肢不坏，用白
花蛇丸、消②毒流气饮，追毒水银膏敷之。不可轻忽乱治，
切忌色欲、酒、醋、盐、酱、葱、蒜、油腻、面食、鸡、鹅、
鲜腥之物，口吃淡饭。若眉脱，遍身尽癞，用换骨膏、蛮王
酒（又名醉仙散）、胡麻丸、乌蛇丸、秦艽丸、如圣散。

---

①　大麻风：此下原目录有"眉脱，遍身四肢癞尽，手心穿"。
②　消：原字漫漶，据元盛堂本定。

第六十五形图　对口疽　肺肝肾三发背

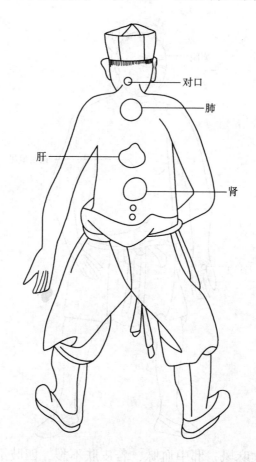

对口

肺

肝

肾

　　此图对口疽，病原治法，列于二十七形图内。

　　发背者，忧苦淫乐，荣卫两虚，风热邪毒，注于筋骨，气血壅阻，湿痰壅滞，元气衰败，用当归连翘散、解毒丸、乳香黄芪散。疮口敷蟾蜍丸，四边肿处，贴乳香拔毒散。如溃，敷追毒乌金散，后用桃花收口散。

第六十六形图　发脑

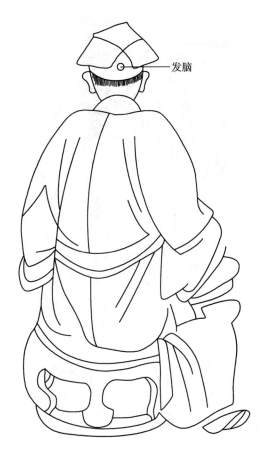

发脑

　　此图发脑者，阳热伏结督脉，毒气上壅玉枕骨端，或风池、天柱之上，赤肿热，破溃痛，逆则黄水，顺则白脓。与对口、发背同治，外贴神应膏。

第六十七形图　发鬓

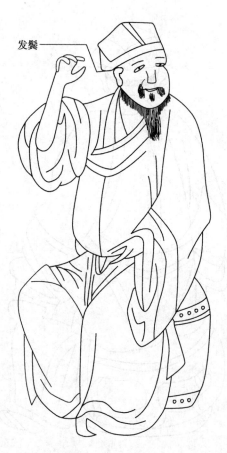

发鬓

　　此图发鬓者，风热壅于手阳明、少阳会合之间，连于耳后，渐渐赤肿，生脓血，沉困头眩，吐逆生寒热，盖脾胃湿热毒也。用当归连翘散、解毒丸、追毒散、追风流气饮。

第六十八形图 发髭

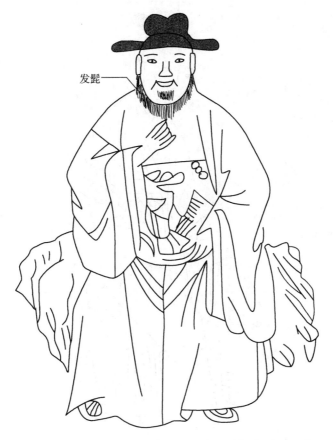

发髭

　　此图发髭者，脾胃虚热，心肺风热流注三焦，上攻未①髎之端，承浆之侧。如芒刺，四边肿硬而痛，时麻痹，黄水流，憎寒吐逆，先服当归连翘散，疮口略擦破，贴针头散、神应膏、乳香拔毒散、乳香黄芪散。

---

　　① 未：诸本同，当为"禾"误。禾髎，手阳明大肠经腧穴。《续修四库全书》之《重校宋宝太师疮疡经验全书》之"发鬓毒　发髭毒"有"此发鬓者，脾胃虚热，心肺邪风上攻禾髎之端，多在承浆之侧"。

第六十九形图　胻臁

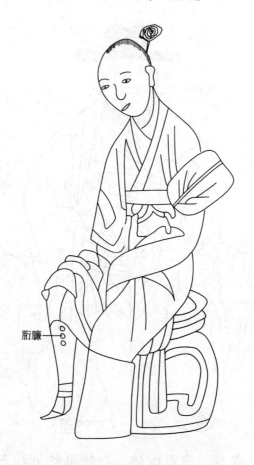

胻臁→

　　此图胻①臁，肾虚，风寒湿攻于三里之傍，阴交之侧，渐渐脓淫。先用洗毒散洗净，敷麝香轻粉散，以神应膏贴之，再服当归黄芪散。

---

　　① 胻（héng 恒）：脚胫。

第七十形图　遍身紫疥

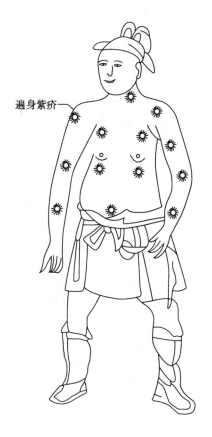

遍身紫疥———

　　此图紫疥①。风湿热中于心肺，发于皮肤，或痛或痒，遍身如疥癣，顶黑心陷，精神昏倦，恍惚似绳牵，生于胸腹，毒甚，呕逆，治与疔同。病原治法，列于六十形图内。

---

①　紫疥：原目录及图示均为"遍身紫疥"。

第七十一形图　火赤疮　红丝疮

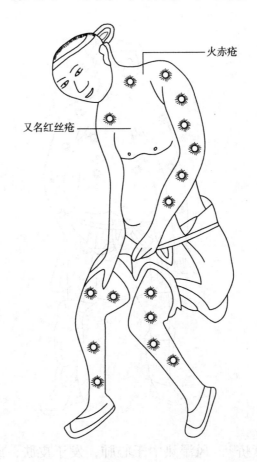

火赤疮

又名红丝疮

　　此图名火赤疮，又名红丝疮。火赤疮，气血虚，风热甚，初如赤疥火燎之形。脓浆黄水流时，粘皮即破烂。先煎洗毒散洗之，后服当归连翘散、乳香黄芪散。

　　红丝疮，心、小肠风热上乘肺金，疮头红丝贯穿，或痛或痒，血箭红丝到心必死。宜当头砭刺出血，及红丝头行处，亦刺出血。贴针头散，服当归连翘散、解毒丸。

第七十二形图　鱼脊疮　骨疽疮

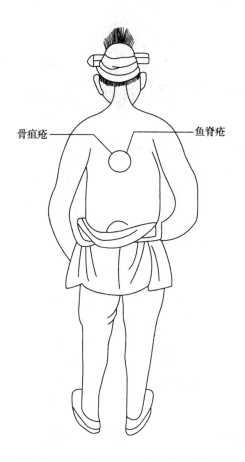

骨疽疮　　　　　鱼脊疮

此图二症，鱼脊疮，脏中精冷，虚热传筋骨之中。初如癣，破则黄水流，沿生白泡似鱼脊。先服当归连翘散、乳香黄芪散，疮上贴针头散、乌金追毒散。

骨疽疮，肾经风热，血凝气滞，彻骨肿痛，痒痛烦闷，日久成脓，以针破之，用温经活血汤、黄芪丸、乳香黄芪散。成脓针破，入蟾酥丸、追毒散。

第七十三形图　冷疿　风疿　血疿　骨疽[1]

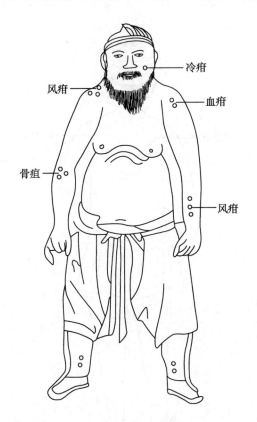

风疿

冷疿

血疿

骨疽

风疿

此图有四疿。骨疽疮，病原治法列于上。脏腑虚寒，风热注皮而生冷疿。外边臁胧[2]，脓水不干，日久溃深，必害人。宜服消风散。

赤晕起图为紫疿，致四肢痒疥而为风疿，风热侵肌而成血疿。治法俱用当归连翘散、乳香轻粉散。

---

① 冷疿　风疿　血疿　骨疽：原目录为"疿有四种冷血风骨疽"。

② 胧（bǐ）：义同"澩"（cū 粗），皮肤粗糙皲裂。《字汇》："与澩同。"《广雅·语韵》："鞁、皲，澩也。"王念孙疏证："澩之言粗也。"

若风痏生于谷道①之傍，注于豕山②之侧，初如癣疥，破时黄水成疮，风湿相传，遍身皆生，不治之症。急服黄芪丸、如圣膏。

---

① 谷道：肛门。

② 豕山：元盛堂本、郁文堂本同，胡西林抄本为"承山"，疑"豕""承"二字形似而讹。

第七十四形图　小儿鸦啖疳

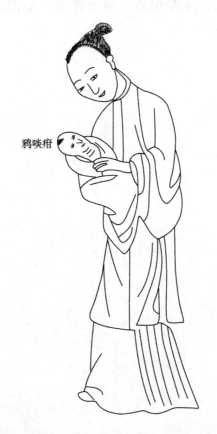

鸦啖疳

　　此图鸦啖疳。胎中邪热气虚，初如钱眼，后溃深如鸦啖。先服解毒丸、鸦啖散，麝香轻粉散敷之。

第七十五形图　手发背

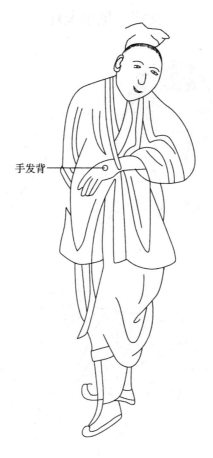

手发背

　　此图手发背。风热相侵，血气凝滞经络，发于左手背上，如粟米大，毒风①攻心，或痛或痒，遍身麻木寒热，头眩吐逆，四肢烦乱，神昏目暗。先用当归连翘散、解毒丸，乳香黄芪散去毒肉，以桃花散收口。

---

　　①　毒风：元盛堂本为"风毒"。

第七十六形图　黑疔　赤疔　白疔　青疔
黄疔　足生大疔

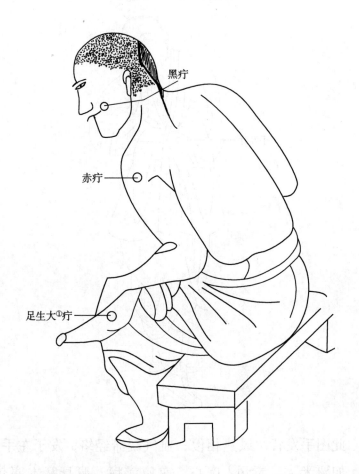

此图黑疔，膀胱虚热，肾受风邪，外攻两耳端。初起黑色，麻木，硬如石铁，紫黑，呕吐神昏，心惊恍惚，多睡困倦。先用当归连翘散，外贴透骨膏。

---

① 大：原图为"火"，据原目录及正文改。

赤疔，心火邪热毒盛，发惊狂，先疏通内毒，用马蹄香散。

白疔，肺火、肠风热乘虚。初起白色，外晕脓泡，咳唾连声，痰涎稠粘，口鼻干，咽喉燥。先服乳香黄芪散，外贴针头散、蟾酥丸。疼甚，用追毒乌金丸。

青疔，肝胆火风注于经络，传入于心。火盛烁，以致心惊舌强，神昏语涩，肾水虚寒作热。用清肝流气饮、清心流气饮、追毒乌金丸，外贴神应膏。

黄疔，风湿热在脾胃。起于唇齿口端、人中之侧，色黄，四边麻木，四肢懈怠燥烦，心惊呕逆。先服黄芪汤、乳香黄芪散。

足生大疔，盖膏梁之变，湿热风毒，安于手足太阴，流注膝下。初如米粒，渐溃成疮，色如败血，又如煤色。经年骨节疼痛，累岁不收口，成阴蚀疮。先服黄芪汤、乳香黄芪散，疮口敷铁粉散、追毒散去恶肉，以桃花散收口，痛则洗毒散洗之。

第七十七形图　阴疳疮　贴骨疽

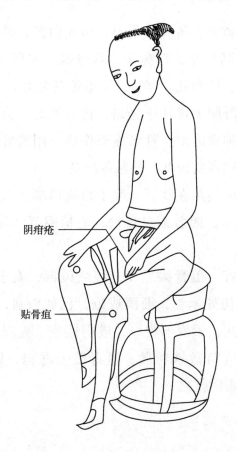

阴疳疮

贴骨疽

此图阴疳疮，治法与上足生大疔同。

贴骨疽，病原治法列于五十形图内。或云以凌霄花藤敷之。一神方：惟取其根（名乌鸦根）敷之，俗名为懒藤是也。

第七十八形图　漏睛疮　耳疳　骨槽风　锁喉风

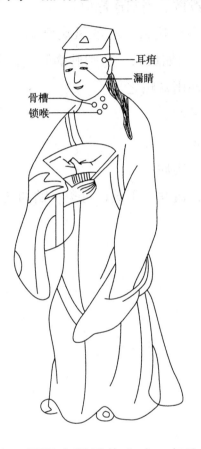

耳疳
漏睛
骨槽
锁喉

　　此图漏睛疮，肝肾小肠风热上攻，复注于睛内。初起痒痛，渐成脓水，流出眼窠。日久睛昏气散，先①以黄芪、地骨皮煎汤洗之，服黄芪汤，外贴神应膏。

　　耳疳，风热入脑，注于小肠，致肾虚寒浸。溃脓水，连年腥秽。吹以麝香、枯矾、轻粉。

---

　　① 先：原此前有一字漫漶，似"故"或"败"，元盛堂本、郁文堂本均无。

骨槽风，大肠风热，牙齿话腐，血流咽喉，连腮痛肿。服乳香荜拨散、当归连翘散。

锁喉风，心经热火，小肠风痰壅肺。发于听会之间，注于悬①之侧，初如瘰疬，后则肿痛脓淫。服当归连翘散、乳香拔毒散，外用膏贴之。

肝热盛，风疬。

肺虚寒，脓疬。

脾胃风热，实疬。

风热攻心，血疬。不破，可灸，贴如圣饼、神应膏②。

---

① 悬：元盛堂本、郁文堂本同，胡西林本为"悬厘"，疑此处脱"厘"字。悬厘，穴位名。

② 肝热盛……神应膏：诸本同，原目录及图示中均无，疑为衍文。

第七十九形图　发乳

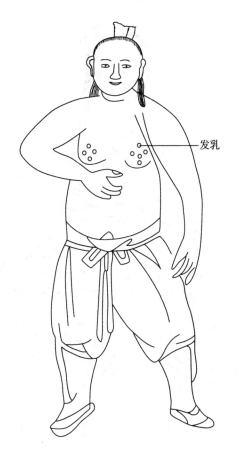

发乳

　　此图发乳者，内有湿热及郁怒之气，外感风热，生核
块在乳房，久结成痈疽。用当归连翘散、黄芪汤饮之，外
贴追毒散、神应膏。

第八十形图　火殒　缠腰　水流麻根　疥癣　水流

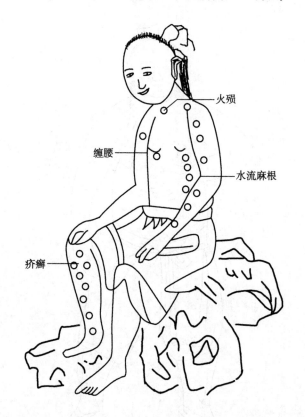

此图火殒，风邪外感血脉之中，心经内热而成此毒。初生赤色，渐肿串皮。先用当归连翘散，再煎洗毒散洗之。

缠腰者，肠内血凝气滞，结成痈肿于小腹。先服当归连翘散、解毒丸，次用乳香黄芪散。若已成脓，刺破，用膏贴，但服乳香黄芪散，自然脓从大小便出，即愈。

水流麻根，肾膀阴虚，心火发于血脉，随处生之①。及皮破肿溃，呕逆头痛，痛连百②节。用当归连翘散、解毒丸，疼痛以乳香黄芪散、追毒散。

疥癣，风湿热生虫，心火盛燥痒③。先用升麻和气饮，再用如圣散。

---

① 之：原漫漶，据元盛堂本定。
② 百：原漫漶，据元盛堂本定。
③ 痒：原为"烊"，据元盛堂本改。

必用①诸方

内托千金散

［批］第一号

人参五分　肉桂五分　甘草节五分　连翘一钱二分　当归
赤芍药　白芷　川芎　羌活　黄连　桔梗　皂角刺炒黄
川山甲炒黄，以上各九分

酒二三钟，煎服。

歌曰：当归连翘赤芍药，白芷川芎与羌活，黄连甘草
及人参，桔梗官桂加皂角。

千金化毒汤

［批］第二号

归尾一钱五分　赤芍一钱　白芷一钱　大黄三钱　木鳖去壳，
一钱　川山甲土炒　乳香各一钱　没药一钱　瓜蒌一钱　天花粉
一钱

酒水煎服。

千金托里散

［批］第三号

连翘一两二钱　鼠粘子一两二钱　黄芪二两五钱　厚朴　川

---

① 必用：原字漫漶，据元盛堂本补。

芎 白芷 官桂各三钱① 赤芍二两 防风 乳香 没药各三②钱 当归 人参各二钱③

每五钱，酒煎七分。

乳香定痛散即内托清肝饮

［批］第四号

人参 黄芪 当归 川芎 白芷 甘草 乳香 乌药 防风 桔梗 枳壳 厚朴 生姜 大枣

上各等分，煎服

柴胡独活汤

［批］第五号

柴胡八分 独活二钱 秦艽一钱 赤芍一钱五分 青皮八分 当归一钱 贝母一钱二分 金银花一钱五分 天花粉一钱

水煎服。

真人活命饮

［批］第六号

贝母一钱 防风六分 归尾一钱 陈皮一钱五分 天花粉三钱 金银花三钱 皂角八分 甘草节六分 乳香一钱 没药六分 白芷六分 赤芍六分 川山甲壁土炒，一钱

---

① 钱：原无此字，墨笔补之。元盛堂本亦无。
② 三：原漫漶，似"二"，据元盛堂本定。
③ 人参各二钱：原漫漶，墨笔补之。元盛堂本同。

好酒一碗①，煎服。能饮者，服后再饮数杯，以助行药气。

内消散

［批］第七号

归尾一钱五分　赤芍　白芷各一钱　大黄三钱　乳香　没药各一钱　甘草五分　僵蚕　瓜蒌各一钱　金银花二钱　天花粉一钱　皂角刺一钱　土木鳖去壳，一钱　川山甲壁土炒，一钱

酒、水各一碗，煎服。

化毒消肿托里散 即消毒内托饮

［批］第八号

黄芪　天花粉　当归　川芎　桔梗炒，各二钱　陈皮　红花各二钱　白芷　厚朴姜汁炒　防风各一钱　金银花三钱　皂角刺炒，一钱　穿山甲壁土炒，一钱

水酒共三碗，煎七分。不饮酒者，只水煎服。

解毒生肌定痛散

［批］第九号

乳香　没药　轻粉　儿茶　青黛各五钱　血竭一两　龙骨二钱　胎骨②二钱　冰片五分　黄连五分③　麝香五分④

---

① 碗：原字漫漶，据残余字形及元盛堂本定。
② 胎骨：待考。疑为婴孩尸骨。
③ 五分：原墨笔添为"五分"。元盛堂本同。
④ 五分：原墨笔添为"五分"。元盛堂本、郁文堂本均为"二分"。

追疔夺命汤

当归尾一钱　乳香一钱　皂角刺一钱　没药一钱二分　防风一钱五分　贝母一钱五分　赤芍一钱五分　甘草一钱　陈皮一钱五分　白芷一钱五分　川山甲一钱，用蛤粉同炒黄色，去粉用　金银花一钱三分　天花粉一钱五分

上十三味为片，用无灰陈酒二碗，煎七分，纸糊口，勿令走气。煎药须回避鸡犬、妇人。病在上，食后服，病在下，食前服。

此方出华佗《青囊》书中，今刊袖珍方内，人皆忽而不用，真可惜也。

加减铁箍散

［批］第十一号

大黄　白芷　姜黄　天花粉　连翘　五倍子　元参黄柏　黄芩　白及　白蔹　赤芍　秋叶经秋芙蓉叶

上十三味等分为末。

二十四味流气饮加姜枣为二十六味救苦化坚汤

［批］第十二号

人参　木香　甘草　黄芪　厚朴　柴胡　紫苏　桔梗枳壳　官桂　槟榔　川芎　白芷　赤芍　藁本　归尾防风　乌药　元胡　五灵脂　陈皮　半夏　茯苓　黄芩

上二十四味各等分，用水数升，大砂锅煎服。

红子膏_{即神应膏}

［批］第十三号

血余_{即落发} 蓖麻子 巴豆_{去壳，各二两} 当归_{一两五钱} 木鳖子_{去壳，四十九枚} 川山甲_{六七十片} 松香_{五两} 川芎 连翘 槐子 大黄 苦参 杏仁 川练① 花椒_{各五分②} 乳香 没药 丁香 木香 沉香_{各三钱} 麝香_{三钱，俟油滴水成珠，方可入之} 麻油_{三斤} 头发_{一两}

发化去渣，柳枝搅，渐③入红丹十八两成膏。

羌活归芍汤

［批］第十四号

独活 秦艽 赤芍 当归 贝母 黄芩 连翘 金银花 白芷 羌活

以上十味各等分，水煎服。

千金内托止痛散

［批］第十五号

黄芪_{盐水炒} 人参 防风 川芎 桔梗 厚朴_{姜炒} 薄荷 官桂 白芷 当归_{酒洗} 甘草 金银花

---

① 川练：川楝子。《银海精微》卷下："川练子，明目退热、补肾，去核用。"

② 分：原为"分"，墨笔描为"钱"。元盛堂本为"分"。

③ 渐（zhēn 真）：疑为"渐"讹。元盛堂本为"柳枝搅匀，入红丹十八两成膏"，郁文堂本为"柳枝搅匀，如红丹十八两成膏"，胡西林抄本为"渐入黄丹十八两为膏"。渐，古河名。

以上十二味各等分，大服煎饮之。如不进饮食，加香附、砂仁；痛，加乳香、没药；毒水不干，加知母、贝母；咳嗽，加陈皮、半夏、杏仁；不便，加大黄、枳壳；小便不利，加麦冬、车前、木通、灯草。

青皮柴胡桔梗饮

柴胡　青皮　桔梗　归尾　白芷　贝母　黄芩　连翘
枳壳　秦艽　独活

加减内托流气饮

人参　黄芪　甘草　柴胡　桔梗　白芷　陈皮　半夏
贝母　乳香　连翘

上十一味各等分，水煎，饭后服。

复元通气散

木香　茴香　青皮去白　川山甲炙　陈皮　白芷　贝母
去心　香附　甘草

上九味各等分，水煎饮。一方：香附易漏芦。

又方

青皮　陈皮　甘草　白芷　生地　熟地各一两　穿山甲
五钱　瓜蒌五钱　连翘一两　金银花一两

上十味，用陈酒煎服。

海藻散 又名三因①破结散

海藻酒炒　龙胆草酒炒　海蛤粉　通草　枯矾各三钱　昆布酒洗,三钱　松萝茶三钱　麦面四钱　贝母去心,三钱　半夏二钱

上药研为细末，每服二钱，陈酒送下。忌鲫鱼、猪肉、五辛、生菜、诸杂毒物。

流气饮

紫苏　桔梗　枳壳　甘草　防风　柴胡　川芎　羌活　白芷　芍药　犀角　连翘　独活　当归

上药各等分，水煎服。

隔纸膏

白芷　川芎　黄丹炒　龙骨煅灰　轻粉少许　鳔蛸用油熬就,人老松香

上药共和油成膏。

又方

黄芪末五钱　轻粉　乳香　没药各一钱　银碌一钱　血蛸五分　铜绿二分

上为末，真香油调成膏，摊油纸上，再用油单纸一

---

① 因：原为"日"，据元盛堂本及医理改。

层，以针刺孔数十，掩膏药上，贴之，一日一易其膏。

又方

石膏煅　枯矾

上各等分，为末，用桐油调成膏，作隔纸膏贴之。

化毒活血汤即万金夺命汤

[批] 第二十二号

归尾　川山甲　皂角刺　陈皮各一钱五分　赤芍　甘草
防风　白芷　天花粉　金银花　贝母各一钱　乳香　没药各五分
上毒用桔梗，下毒用牛膝，已溃者用参、芪。

飞龙夺命丹

[批] 第二十三号

穿山甲　皂角刺　陈皮　金银花各三钱　乳香　归尾
没药　赤芍　贝母　甘草节各一钱　白芷五分　天花粉八分
上用水煎服。

化毒祛风散即定痛流气饮加香附、桔梗、紫苏

[批] 第二十四号

人参　黄芪　当归　川芎　茯苓　枳壳　乳香　防风
白芷　芍药　香附　紫苏　桔梗

九仙夺命丹又名九仙散

[批] 第二十五号

南星姜制，五钱　半夏姜制，五钱　白矾枯过，五钱　枳壳面

炒，一两　厚朴姜制，五钱　木香四钱　人参三钱　豆豉一两　甘草三钱　阿魏五钱　糖毬子①五钱

上研末，糊为饼，瓦上焙干。每服一饼，细嚼，姜汤送下。

七味硇砂散

[批] 第二十六号

辰砂二分　银砾二分　甘石一分　玛瑙一分　麝香一分六厘　冰片一分五厘　硇砂二分

炼硇砂法：将硇砂一两，掘地坑一尺五寸，安镜坑底，留空〔批〕镜上放硇砂，上以碗盖之，泥筑实周围。三七日，镜下空中结黑块，以刀割下，豆腐内蒸化作水②，以隔汤煎干，则结成六钱。

十宣汤

[批] 第二十七号

人参　黄芪　白术　当归　白芷　防风　甘草　川芎　芍药　官桂　白茯苓　生地　连翘

水二钟，煎服。如身热，去官桂，加黄芩、柴胡。

破血散即南星膏

[批] 第二十八号

天南星杵粘手，滴好醋为膏。依瘤大小贴之。觉痒，

---

① 糖毬子：山楂。明代《本草蒙筌》："山查子，一名糖毬子。"
② 水：原字周围有墨迹，疑似"冰"，元盛堂本为"水"，据文理及医理定。

切忌手去拨动。若纸上药干，又换之。频频贴，效。

苦参丸

苦参四两　荆芥一两　防风一两　白芷一两　川乌一两　赤芍一两　何首乌一两　独活一两　栀子一两　牙皂一两　蔓荆子一两　茯苓一两　山药一两　蒺藜一两　白附子一两　川芎一两

上面，糊为丸，梧子大。空心①临卧时，酒送三五十丸。

清心流气饮

茯苓　木通　猪苓　泽泻　青皮　防风　柴胡　羌活　香附　川芎　紫苏　甘草　赤芍　麦冬

上各等分，水煎服。

七宝汤

鹅管石　明矾　甘草　黄柏　金银花　白芷　归尾

上各等分，水煎。

乳香化毒汤即内消沃雪汤

当归　青皮　黄芪　甘草节　射干　连翘　穿山甲

---

① 空心：空腹。

贝母　陈皮　乳香　没药　皂角刺　天花粉　金银花各八分
木香四分　丁香

甚者加大黄二钱，水酒煎服。又方：有白芷、白芍各八分。

又化毒丸

［批］第三十三号

冰片五分　麝香五分　硇砂　辰砂　雄星①各二分　轻粉
三分　蝉蜕二十一个

上加蟾蜍丸，绿豆大放一丸，舌上取涎。

如圣饼

［批］第三十四号

雄黄三钱　人信②五分　乳香五分

酒米糊，和饼如钱大，贴之。如疮破，只贴疮边。

二青草末飞丹散 ［批］治鳝贡头，又名白秃疮。

［批］第三十五号

青黛　铜青　甘草末　飞丹

上各等分，为末。

---

① 雄星：胡西林抄本为"雄黄"。《医学正传》卷六"化毒丸"用"雄黄"，当为雄黄。

② 人信：诸本同，疑为砒石。《本草纲目》言砒石有"蚀痈疽败肉"之功效。此疑从砒石之异名人言、信石各取一字而成。

败毒流气饮 即内托追毒散①

[批] 第三十六号

当归　川芎　前胡　羌活　独活　白芷　柴胡　秦艽
连翘　桔梗　苏叶　防风　甘草　芍药

上各等分，用姜枣引煎服。

蟾酥丸 [批] 治一切痈疽、对口、发背、疔疮诸毒。

[批] 第三十七号

蟾酥大豆许　白丁香五十粒　寒水石少许　巴豆霜五粒　寒
食馒②少许

蜜丸，绿豆大，每服五六粒。

狗宝丸 [批] 治赤面疔、一切疔疮。

[批] 第三十八号

蟾酥二钱　麝香一钱　冰片一分　狗宝不癫狗内取者
上酒为丸如粟子大。每服，葱白三寸，酒送下。

---

① 散：原脱，据原目录及元盛堂本补。

② 寒食馒：诸本同，当为寒食面。《本草纲目》卷二十二"小麦"之
"面"言："以糟发胀者，能发病发疮，惟作蒸饼或药，取其易消也……面性
虽热，而寒食日以纸袋盛悬风处，数十年亦不坏，则热性皆去而无毒矣。入
药尤良。"并以之治疮中恶肉等外科病症。《证治准绳》卷三"项部·瘰马
刀"之"蟾酥膏"言："蟾酥（如大豆许）、白丁香（十五粒）、寒水石（些
少）、巴豆（五粒）、寒食面（些少）。"

白玉膏

［批］第三十九号

甘石炼末，四钱　龙骨煅末，六钱　白矾　乳香　没药各一钱
白蜡　滑石　石膏为末，各四钱　猪油二两　白胶香四钱

上先将油、胶煎化，入众药末为膏。

红玉膏

［批］第四十号

龙骨　赤石脂　儿茶　血竭　没药　乳香各一钱　轻粉
五分或一钱　冰片二分

上用麻油二两，入当归五钱，煎枯去渣，入龙、石、茶、竭四味，再煎一二沸，入乳、没，略煎匀后入黄丹五钱，溶化，冷定入轻粉、冰片，摊①贴。

三香内托散

［批］第四十一号

人参　木香　黄芪　甘草　紫苏　厚朴　桔梗　枳壳
官桂　防风　乌药　芍药　白芷　当归　乳香　川芎　丁香　川乌

上等分，水煎服。

败毒流气饮

［批］第四十二号

人参　柴胡　防风　桔梗　枳壳　川芎　羌活　独活

---

① 摊：原为"拥"，据元盛堂本改。

芍药　白芷　前胡

上各等分，水煎服。

内托流气饮

［批］第四十三号

人参_{七分}　黄芪_{七分}　木香_{五分}　甘草　厚朴　苏叶
桔梗　防风　官桂　枳壳　乌药_{各七分}　槟榔　当归　白芍
药　白芷　川芎_{各五分}

水煎，食远服。

连翘散

［批］第四十四号

黄芪_{一钱}　人参_{三分}　甘草_{五分}　漏芦_{一钱}　升麻_{一钱}
干①葛_{五分}　连翘_{一钱}　丹皮_{一钱}　当归_{三分}　生地　熟地
白芍_{各三钱}　肉桂_{三分}　柴胡_{八分}　大力子_{八分}　防风_{五分}　羌
活_{一钱}　独活_{五分}　昆布_{三分}　三棱_{二分}　莪术_{二分}　益智_{一分}
麦芽_{一钱}　神曲_{三分}　黄连_{二分}　厚朴_{五分}　黄柏_{三分}

如马刀毒，去独活、漏芦、升麻、干葛，加瞿麦。

桃花散

［批］第四十五号

寒水石_{煅，一两}　白及　白蔹　地骨　白石脂　赤石脂
各五钱〔批〕研细末，敷疮口，收口神效。

---

①　干：据元盛堂本及下文改。

追风流气饮 _{即追毒流气饮}

［批］第四十六号

　　紫苏　桔梗　前胡　羌活　防风　甘草　升麻　白芷
益母草

　　上各等分，水煎服。

清肝流气饮 _{降心火，生肾水，养肝木}

［批］第四十七号

　　桔梗　枳壳　甘草　防风　前胡　连翘　羌活　独活
赤芍　川芎　石膏　荆芥　薄荷　白芷

　　上各等分，水煎服。

加味流气饮

［批］第四十八号

　　苏叶　桔梗　枳壳　乌药　甘草　防风　官桂　白芷
芍药　厚朴　川芎　木瓜　香附①　川楝

　　上各等分，加姜枣引煎服。

槟榔丸

［批］第四十九号

　　枳壳　厚朴　槟榔　紫苏　甘草　防风　芍药　陈皮
香附　大腹皮

---

　　① 附：原漫漶，据残余字形及元盛堂本定。

上各等分，加姜枣引，水煎服。

护心托里散

［批］第五十号

乳香　木香　人参　黄芪　当归　川芎　白芷　甘草
乌药　官桂　防风　桔梗　枳壳
　　上各等分，水煎服。

追毒流气饮 即内托追毒加减

［批］第五十一号

紫苏　桔梗　枳壳　甘草　防风　羌活　柴胡　白芷
芍药　犀角　连翘　独活　当归　川芎
　　上等分，水煎服。

定痛三香散

［批］第五十二号

乳香　木香　香附①　人参　当归　川芎　乌药　防风
甘草　官桂　黄芪　桔梗　枳壳　厚朴　白芷　玄胡　芍药
　　上等分，水煎服。

土苓散

［批］第五十三号

土茯苓二两　五灵脂一钱　大黄五钱　僵蚕三钱　穿山甲

---

① 附：原漫漶，据残余字形及元盛堂本定。

土炒，一钱　木通　木瓜各一钱　白鲜皮五分　薏仁一钱　防风一钱　人参三分　归尾一钱　牛膝一钱　生地一钱　赤芍七分皂角一钱

上水煎服，取汗为效。

清肺饮

［批］第五十四号

连翘　川芎　白芷　黄连　黄芩　荆芥　桑皮　苦参山栀　贝母　甘草

上等分，水煎服。

地榆槐花汤

［批］第五十五号

升麻　陈皮　甘草　连翘　怀生地　秦艽　蒲黄　荆芥　当归　天花粉　槐花　地榆

上等分，水煎服。

白花蛇丸

［批］第五十六号

白花蛇去头尾，四两一①，酒浸三日，去骨　白附一两　牛膝一两当归酒浸，一两　何首乌二两　羌活　僵蚕　防风　独活　荜拨蔓荆酒浸，各一两　石菖蒲酒浸，二两　赤芍　苍耳子四两　炙甘草七钱　川芎二两　雷丸二两　威灵仙二两　枳壳　乌药

----

① 一：元盛堂本无，疑衍。

皂角_{各一两}　雄黄_{五钱}　苦参_{酒浸，一两}

上晒干为末，蜜丸如梧子大。每空心服五十丸，用酒送下。

换骨散

［批］第五十七号

白花蛇　乌蛇　地龙_{福建蚯蚓}　当归　细辛　天麻　白芷　蔓荆①　威灵仙　荆芥　菊花　苦参　沙参　木贼　蒺藜　不灰木②　甘草　天冬　赤芍　菖蒲　川芎　定风草　何首乌　胡麻　木鳖　苍术　川乌

上各等分，为细末。空心每服五钱，酒送下。

胡麻丸

［批］第五十八号

胡麻_{十二两}　苦参　荆芥_{各八两}　何首乌　防风_{各八两}　威灵仙_{八两}　甘草_{六两}　菊花　蔓荆　石菖蒲　蒺藜_{各八两}

上研末为丸，每服一日三次，以好酒送下。

秦艽丸

［批］第六十号

秦艽　川椒　人参　茯苓　蔓荆　细辛　草河车　蜂房　麻黄　白附　干姜　木香　桔梗　桂心　独活

---

①　荆：原漫漶，据残余字形及元盛堂本"蔓荆子"定。

②　不灰木：指矿物类药物石棉。《开宝本草》："不灰木出上党，如烂木，烧之不燃，石类也。"

当归　羌活　黄芩　天雄　石楠　杜仲　白芥子　柴胡
猪膏骨　乌豆　甘草　川芎　防风

　　上各等分，酒浸，日饮三次。另白附子、川芎、荆芥
各等分，马鬃灰五钱，共香油熬渣，头面即生须发。

当归连翘散

[批] 第六十一号

　　当归　花子①　连翘　大黄　芍药　生地　金银花
刘寄奴　黄花地丁

　　上等分，姜三片，煎服取泻。

乳香黄芪散

[批] 第六十二号

　　乳香　没药　黄芪各五钱　丁香二钱　藿花②四钱　沉香
三钱　木香五钱

　　上为细末，每服三钱，水一钟煎六分，空心服。若口
渴喉干，二便干涩，去丁香，加大黄、黄连各五钱。

紫苏流气饮

[批] 第六十三号

　　紫苏　桔梗　枳壳　厚朴　甘草　芍药　白芷　陈皮
槟榔　香附　大腹皮

---

　　①　花子：水红花子，可用于治疗疮肿、瘰疬。元盛堂本为"花粉"。
　　②　藿花：元盛堂本、郁文堂本均为"芦花"。疑应为"芦花"，但芦
茎、叶可用于治疗痈疽恶肉，而花不用于此，存疑。

上等分，水煎服。

透骨膏

［批］第六十四号

蟾酥五分　大茴香一个　硇砂①三钱　麝香一钱　巴豆十粒

上为末，用磁小瓶收藏。每用，刺破疮头，点少许，自效。上加轻粉二钱，同入为末。

又方

蟾酥　硼砂　轻粉　巴豆各一钱　蜗牛二个　麝香一分

先将巴豆研如泥，次入蜗牛、麝香再研，后入各药，研极细，以小磁瓶收贮。每用少许，以乳汁化开。先用针轻轻拨破毒头，挑药粒许纳于疮口，外用清凉膏贴之。此溃脓药，外科不可缺。

梅花散

［批］第六十五号

寒水石一两　龙骨二钱　黄丹三②钱　血竭一钱

上研为末，收藏。

追毒水银膏

［批］第六十六号

水银一两　皂矾七钱　白盐五钱　朱砂　胆矾　火硝
鹅管石　滑石各三钱

---

① 砂：原被描为"炒"，据元盛堂本定。
② 三：原漫漶，据元盛堂本定。

上研不见星，置广锅内，以上瓦碗盖之，用羊毛、卤水，敲细泥封口，勿可露缝。上放瓦一片，下座严，火三四寸齐瓦上三炷香，提出候冷。或火烊了，不必提出。以刀轻轻刮下，鹅毛扫之。锅中升有不尽者，又入水银、皂矾、白盐同研，再升。其下脚亦可同入，再升。干则少加水几点，不可太湿，其锅底粗者，可擦痹①瘰②疥癣。市者以火煅寒水石、石膏充之。

蛮王酒又名醉仙散

［批］第六十七号

麻黄　木鳖　胡麻　鼠粘子　枸杞子　防风　蔓荆　蒺藜　瓜蒌　苦参　轻粉

上各等分，然前药一两五钱，止可入轻粉一钱。每服五分，日服三次，臭气出即效。

乌蛇丸

［批］第六十八号

乌蛇肉酒浸，四两　露蜂房炙，一两　苦参五钱　槟榔五钱　桃仁五钱　白蒺藜炒，五钱　朱砂二钱五分　无名异　雷丸　雄黄各五钱　胡麻四两　皂角炒黄，一两五钱　蛤蟆一个，去头足，炙

上为末，用皂角十枚，煎膏和丸如梧子，空心每服四

---

① 痹：元盛堂本、郁文堂本同，胡西林抄本为"癞"，疑为"癞"省形。"癞"指麻风或癣疥等皮肤病。

② 瘰：元盛堂本、郁文堂本同，胡西林抄本为"疬"，疑同"疬"。

十丸，以酒送之。

如圣散

［批］第六十九号

蔓荆子　苦参　玄参　荆芥　厚朴　木鳖炒　胡麻
大力子　枸杞子　防风　白芷　威灵仙

桃、柳枝水浸洗之。

解毒丸

［批］第七十号

大黄　连翘　栀子　黄芩各五钱　滑石一两

上为末，水丸。每服汤送下。

麝香蟾酥丸

［批］第七十一号

麝香五分　明信①一钱　雄黄一钱　轻粉　乳香各五钱　巴
豆十五粒，去油　白夌饭石②三钱

上为末，用水和丸如绿豆大。量大小人，每服用汤下
之。白夌饭石如鸡鹅子大，青、黑、红、白点相间，甚松
脆，惟岳阳楼下有之，溪涧亦有。

---

① 明信：疑为白信石。《普济方》卷一百六十三"千金丸"有"半两
明信煅如灰"，卷二百八十四"追毒信效丸"有"明信砒"一味。白信石无
色或白色，质纯性强。《本草纲目》卷十"砒石"引苏颂"其块有甚大者，
色如鹅子黄，明澈不杂。此类本处自是难得之物，一两大块真者，人竞珍之，
不啻千金。"

② 白夌饭石：疑为与麦饭石相似的矿物药。

乳香拔毒散

［批］第七十二号

黄柏　黄芩各三钱①　地骨皮一两　乳香　没药各一钱

上为末，井水调敷。

追风流气饮

［批］第七十三号

紫苏　桔梗　枳壳　甘草　防风　川芎　柴胡　羌活
白芷　芍药　犀角　连翘　独活　当归

上各等分，水煎服。

洗毒散

［批］第七十四号

麻黄　地骨皮　蛇床子　紫花地丁

上煎汤温洗。

当归黄芪散

［批］第七十五号

当归　黄芪　金银花　紫花地丁　芍药　陈皮　甘草
大黄

上各等分，姜三片引②，水煎服。

---

① 三钱：原字被墨笔描过，仍可识为"三钱"，元盛堂本为"二钱"。
② 引：元盛堂本无，疑衍。

乳香轻粉散

［批］第七十六号

乳香一两　白矾三钱　轻粉五钱　没药一两　麝香五分

上共为末，敷疮口。

消风散

［批］第七十七号

荆芥穗　炙草　人参　白僵蚕　白茯苓　防风　川芎
藿香　蝉蜕各二两　陈皮　厚朴姜制　羌活各五分

上共为细末，每服三钱，清茶调服，疮癣温酒调饮。此药治一切风热癍①疥、搔痒发热，或头皮肿痒、头目昏眩、鼻流清水、喷嚏声重、耳鸣诸症。

鸦啗②麝香轻粉散

［批］第第七十八号

枯矾五分　轻粉　红丹　麝香少许　老鸦毛烧灰存性，五分

上共为末，敷之。

铁粉散

［批］第七十九号

红丹一两　生铁粉二两　麝香二分　轻粉五分　松香五钱

---

① 癍：诸本同，疑为"疥"。

② 啗：原为"陷"，据原七十四形图"鸦啗疳"、原目录"鸦啗麝香轻粉散"及元盛堂本改。啗，"啖"的异体字。

上为细末，清油调贴。

追毒乌金散

［批］第八十号

巴豆五钱　寒食面一两　好墨一锭
上面用水和，包巴豆，文武火烧黑，研末干敷。

追毒散

［批］第八十一号

巴豆五钱　雄黄三钱　绿豆粉三钱
上为细末。

针头散

［批］第八十二号

人信五分　乳香二钱　没药二钱
上为细末，敷疮口。

麝香轻粉散

［批］第八十三号

轻粉五钱　乳香　没药各一两　麝香五分　飞矾五钱
上共为末，敷之。

黄芪丸

［批］第八十四号

黄芪一两　附子四钱　茴香七钱　兔丝子一两五钱

上细末，酒糊为丸。

如圣膏

［批］第八十五号

巴豆三钱　当归五钱　轻粉二钱

上用清油八两，熬至滴水成珠，去渣，入黄丹三两，用文武火收之。此膏治一切风疿、疥癣、痛痒、恶疮经年不愈者。

乳香荜拨散

［批］第八十六号

乳香　天麻　防风　草乌　荜拨　细辛　川芎　硼砂
薄荷　麝香

上水煎，口噙。

升麻和气饮

［批］第八十七号

当归　陈皮各一钱五　枳壳面炒　芍药酒炒　半夏制　桔梗炒　白芷　干葛　白茯苓　甘草炙，各一钱　干姜炒　大黄各五分　升麻三分　苍术米泔浸，酒炒，一钱

上水煎服。

又乳香黄芪散

［批］第八十八号

乳香另研　没药各五分，另研　黄芪去芦　人参　甘草

川芎　归身　白芍　陈皮　麻黄_{各一钱}　粟壳_{去筋膜，蜜炒，}_{一钱}

上水煎服。此方治一切痈疽、发背、诸毒、疔疮、痛疼不可忍者，或未成者速散，已成者速溃，败腐脓毒，不假刀砭，其恶肉自然脱下。并治打扑伤损、筋骨疼痛。

神应膏

［批］第八十九号

蛇蜕_{三条}　发灰　乳香　没药　雄黄　血竭_{各一两}　当归　防风　羌活　独活　木鳖_{各八两}①

上入油一斤，加猪脊髓，桃、柳、槐枝，熬油焦黑，摅起，再入锅内，加黄丹半斤，收好用之。

又如圣散

［批］第九十号

川芎　桔梗　薄荷　甘草　硼砂
上为末敷疮。

玉屑妙灵散

［批］第九十一号

滑石_{细研为粉}
上每服一钱，煎，用木通汤调下。

---

① 两：原被墨笔描为"钱"，但仍可辨认原为"两"。元盛堂本为"各一两"。

生肌散

［批］第九十二号

白矾_枯 槟榔_{各一两} 黄丹 血竭_{各一钱} 轻粉_{五分} 蜜陀僧_{一钱五分}

又生肌散_{治疮口不合}

［批］第九十三号

木香_{三钱} 黄丹 枯矾_{各五钱} 轻粉_{二钱}

上件各另为细末，用猪胆汁拌匀晒干，再研细掺患处。

黄芪汤_{治诸疮，退风热}

［批］第九十四号

黄芪_剉 黄芩_{去黑心} 麦门冬_{去心，焙} 芍药 甘草_{炙，剉，各一两五钱} 生地黄_{四两} 半夏_{姜制，五钱} 当归_{切，焙} 大黄_{剉，炒} 石膏_碎 芎䓖① 人参_{各一两}

上剉如麻豆，每服五钱②用水一盏半，竹叶七片，煎至一盏，去滓，空心温服，日晚再服。

又乳香定痛散_{治诸疮溃烂疼痛，诸药不应，有效}

［批］第九十五号

乳香 没药_{各二钱} 滑石 寒水石_{煅，各四钱} 冰片_{一分}

---

① 芎䓖：即川芎。
② 钱：其后原衍"钱"，据元盛堂本及文理删。

上为细末，搽患处，痛即止。

又内消散

［批］第九十六号

金银花　知母　贝母　天花粉　白及　半夏　穿山甲
皂角针　乳香各一钱

上水酒各一碗，煎八分，随病上下，食前后服之。留
渣捣烂，加秋芙蓉叶细末一两，白蜜五匙，同渣调敷疮
上，一宿自消，重者再用一服。忌口，效。

校注后记

一、作者、成书时间、书名及版本

1. 作者

本书作者，《中国中医古籍总目》提到的有王肯堂、胡璟，注者有李云骈等，但均不符实。查阅多个版本的序言，均不能确认作者，唯面极堂本姚敬畏序言中提及"胡大中所著《枕藏八十形图》"，目录页第一页记"枲宪胡大中撰"。"枲宪"是古代对按察使的敬称，清代亦设按察使，隶属于各省总督、巡抚，为正三品官。钱实甫《清代职官年表》载有胡宝璟（1694—1763）及胡翘元。胡宝璟，字泰舒，江南歙县（今安徽歙县）人，雍正元年举人，曾先后任山西、江西和河南巡抚。胡璟序言写于乾隆三十二年（1767），但胡宝璟早已于乾隆二十八年去世。胡翘元，字羽尧，号澹园，江西乐平人，乾隆二十六年（1761）殿试二甲赐进士出身，乾隆五十一年（1786）为山东学政，曾任鸿胪寺正卿等职，著有《周礼会通》等书。胡翘元生卒年代与胡璟较为吻合，"璟"可以"翘元"反切，其号与胡璟序中"澹园"同，但因未能明确胡翘元任官云南及平皋相关事宜，故尚不能确定胡翘元与胡璟是否为同一人。

此外，此书传刻者尚有："仕滇者"（胡璟刻本）、"未审谁何"（元盛堂本）、"王肯堂后裔王端书家传"（郁文堂本）、道人手抄"浙江枭宪梓行"（胡西林抄本）等说法。

2. 成书时间

其成书时间不详，约为明朝中期以后，明末清初的可能性更大，最晚不出清乾隆八年癸亥年（1743）。此书多处内容与明杨得春《疮科通玄论》和《疮疡经验全书》（1569年由窦梦麟补辑明代以前外科诸书而成）高度相似，成书当晚于二书。元盛堂本有"乾隆八年"李云骙序言，此时该书已付梓，则此书至迟于雍正至乾隆初年即有流传。

诸本所见序言中，写作时间最早者为元盛堂本李云骙序，李序款为"河北李云骙良斋氏谨识"，河北为其籍贯。考查《四库全书》所收之《畿辅通志》，卷六十六"雍正己酉科"举人名录中有李云骙。雍正己酉为雍正七年，即1729年。卷六十三"雍正癸丑科陈倓榜"进士名录有"李云骙，长垣人。"雍正癸丑年为雍正十一年，即1733年。而写序时间为乾隆八年，即1743年。从其雍正七年中举人，雍正十一年中进士，乾隆八年写序言来看，此人当生于康熙年间，卒于乾隆年间，历史上的主要活动时间为雍正、乾隆时期。李氏序言中说自己曾质疑该书"或寻常方士，浪传巧中，似未堪付梓而寿世也"，推知李氏所见当为抄本，且有一定范围的流传。考虑其活动时间，李氏初见该书抄本的时间在雍正年间及乾隆初期的可能性比较大。

胡璟刻本中，胡璟在序言中提到自己移任平皋后翻刻该书，底本为自己任职云南期间所得刻本，"向有仕滇者，刻《枕藏外科》一册"。

3. 书名

该书流传中有多个名称，除《枕藏外科》外，又名《图形枕藏外科》《枕藏外科图》《枕藏外科形图诸说》《枕藏外科形图诸症》《枕藏八十形图》等。查考各书，其内容大同小异，实为异名同书，各种书名为刊刻、传抄中产生的不同命名。

笔者认为，《枕藏外科》一名更为恰当。该书内容由"诸症"和"必用诸方"两个部分组成。诸症一图一文，图标示病症病位及性状，文阐述病症的病因病机、治法方剂、预后、禁忌等；必用诸方部分记录九十余方剂，且胡璟刻本、元盛堂本、必盛堂本等均是上卷书口处有"枕藏外科图"，下卷书口有"枕藏外科方"字样。若该书仅命名为"枕藏外科图""枕藏外科形图诸症"不能概括全书内容。该书定名《枕藏外科》，因此次整理底本胡璟刻本中也言及胡氏初见该书为"《枕藏外科》一册"，元盛堂本、必盛堂本、郁文堂本均在书口处有"枕藏外科"字样。对此，《中医外科伤科名著集成·未收外科伤科名著提要》也提出质疑："序中提及书名为'枕藏外科'，而后世仅因该书上卷书口印有'枕藏外科图'，或因书中附图较多，定其书名为《枕藏外科图》，实为大谬。不知该书下卷书口印有'枕藏外科方'，又当以何名之？"故此次整理以"枕藏外科"名之。

4. 版本

现存主要版本有：

清乾隆三十二年（1767）胡璟据云南刻本翻刻本（题《枕藏外科图》《枕藏外科形图诸说》，藏中国中医科学院图书馆），后世多据此抄刻。

清乾隆壬寅年（1782）元盛堂刻本（题《图形枕藏外科》，藏浙江中医药研究院图书馆）。

清乾隆壬寅年（1782）必盛堂刻本（题《图形枕藏外科》，藏四川大学图书馆文理馆）。

清乾隆乙巳年（1785）面极堂刻本（题《枕藏外科形图诸症》，一函四册，藏天津中医药大学图书馆、上海中医药大学图书馆、南京中医药大学图书馆）。

清嘉庆八年（1803）郁文堂刻本（题《枕藏外科》，藏南通大学医学院图书馆）。

清道光七年（1827）刻本（题《新刻图形枕藏外科》，私人藏书）。

清咸丰二年（1852）本立堂刻本（藏贵阳中医学院图书馆，因故未见原书）。

清咸丰六年（1856）文大堂刻本（题《图像枕藏外科》《枕藏外科形图诸症》，藏天津中医药大学图书馆）。

清刻本（题《枕藏外科形图》《枕藏外科图》，藏南京中医药大学图书馆）。

清壬午（1822 或 1882）之后太医教授胡西林抄本（题《枕藏外科》，藏中国中医科学院图书馆）。

清光绪二十年（1894）倪焌彬抄本（题《枕藏外科形图诸症》，残，藏北京中医药大学图书馆）。

另有三种清抄本（中国中医科学院图书馆两种，中国科学院上海生命科学信息中心生命科学图书馆一种）。

各版中载胡璟、李云骈、姚敬畏、黄大镛、胡西林五序，言其得书之由、刻书之因。经对比各版本书名、附方、序言等发现：

面极堂刻本和文大堂刻本实为一个雕版，经不同书局印刷，二者均以胡璟刻本为底本或重要参考版本刊刻。面极堂和文大堂二本叙（均为姚敬畏作）、目录内容及排序方式、版框、半页行数、每行字数、版心、书页缺页均完全一致。卷下十七、十八页文字字体、格式与前后页均不同，疑为原刻板丢失后重刻新版后印刷。胡璟刻本、面极堂本、文大堂本三者均是上下两卷，白口，单鱼尾，上卷上书口处有"枕藏外科图"字样，下卷上书口处有"枕藏外科方"字样。两卷下书口处均标明卷、页。区别在于胡璟刻本版框为单线，而后两者版框为双线。三者内容相似，但目录排列方式有异。三者均终于"内消散"，与元盛堂本、必盛堂本、郁文堂本有附方的情况均不同。南京中医药大学图书馆藏清刻本与胡璟刻本应有密切关系。比较二者版本信息及内容，二者目录、版式、内容等形似度高，均终于"内消散"，应为同一版本系统。抄本中，胡西林抄本、倪烈彬抄本、清抄本1、清抄本3，据其内容、载方等，当以面极堂本或面极堂的底本为底本。

元盛堂本与必盛堂本名为两个版本，实为同一刻板，版权的归属不同而已。理由如下：①两书均为1册，内容均为"枕藏外科诸形"和"枕藏外科诸方"两部分。版框一致，均为半页14行，每行24字，图未单独成半页，正文排版、字体、图像、内容均一致。②两书上书口处均有"枕藏外科"字样，均为单鱼尾，版心下方标明页数。③牌记刊刻时间均为"乾隆壬寅仲夏"，不同者在必盛堂本多出"必盛堂新镌"5字，而元盛堂本牌记中则无该类字样，仅在李云骕序言后有"元盛堂新镌"字样。郁文堂本与元盛堂本、必盛堂本内容基本一致，"枕藏外科卷终"后均附方"梅花点舌丹""治各种大毒恶疮方"，"罗氏保生锭"均在"诸症"文末、"诸方"之前。清道光七年本，据已出版《新刻图形枕藏外科·原序》，有部分文字漫漶不识，但其主体尚在，与元盛堂李云骕序内容大体一致，但无李云骕序文中标明的"乾隆八年癸亥"。清抄本2病症、方剂名、组方情况，与元盛堂本系统相似度高，应该属于元盛堂本系统。

据此，《枕藏外科》的版本流传可以分为两个系统：

其一，以胡璟刻本为代表，该系统有面极堂本、文大堂本、南京中医药大学图书馆藏清刻本、胡西林抄本、倪烈彬抄本、清抄本1（《枕藏外科》2册，上下卷，藏中国中医科学院）、清抄本3（《枕藏外科形图诸症》，藏中国科学院上海生命科学与信息中心）。

其二，以元盛堂本为代表，该系统内有必盛堂本、郁文堂本、道光七年本、清抄本2（《枕藏外科钞》，一函3册，藏中国中医科学院图书馆）。

因本立堂本尚未见到，暂不作划分。

据此，根据各版本相互关系及产生年代，可将各版本流传情况绘制如下：

（1）云南刻本 → 胡璟刻本 → 面极堂本（文大堂本）→ 倪烈彬抄本、清抄本1、清抄本3

胡璟刻本 ↓（?） → 南京中医药大学藏清刻本

面极堂本 ↓ → 胡西林抄本

（2）元盛堂本（必盛堂本）→ 清抄本2 / 郁文堂本 / 道光七年本

此次整理以中国中医科学院藏胡璟刻本《枕藏外科图》（又名《枕藏外科形图诸说》）为底本。该本刊印于1767年，为存世众多版本中最早者。该本是众本中能确定的最早刻本，保存完好，刻印文图均较为精美，为善本图书。另，以元盛堂和必盛堂本为主校本，以面极堂本（刊印于1785年）为参校本。据笔者比较元盛堂和必盛堂二本刻印之文图，应为同一刻板所印，而印书局不同，两者均刊印于1782年。元盛堂本缺最后半页，必盛堂本为全本，该二本经李云骕亲校。

二、学术特色及源流

1. 学术特色

该书所载，运用于临床中，收效甚佳。多个版本序言均提及该书临床效果甚好，对其评价甚高。胡璟刻本中，胡璟在序言中写道："患者疗之辄效，然后知昔人已试之方，洵可为外症之金丹，医家之枕秘。"元盛堂本序言载李云骕亲眼见证其疗效，并为其所折服。他在序言中说："而依方调治，辄致痊愈，犹以为偶。已而患疮症者，靡不各收奇效，始叹是书之妙而神也。"郁文堂本黄大镛序言也言及该书神效非常："按方调治，神效非常。心窃慕之，犹以为偶。据云屡试屡验，百发百中。凡患疮等症，每经一方，靡不各收奇效。始叹是书之妙而神也。"

该书"第一形图"明言"诸痛疮疡，皆发于心火"，承袭《内经》"诸痛痒疮，皆属于心"的认识。有外科"正宗派"重经络脏腑辨证之意，又兼"全生派"重阴阳之思想。此书重视以阴阳、经络、脏腑探究痈疽的病因病机，认为六淫、情志、饮食不节与不洁均可引发疾病，风、热、湿、胎毒等毒邪壅滞导致疮疡发生。在"第一形图"文中指出："痈属阳，大而高突，六腑不和之所致也。疽属阴，平而内陷，五脏不和之所成也。""第六十二形图"论述手心痈时指出："在右，太阴阳明邪气流于右，足厥阴在左，太阳少阴火流于左，足太阴阳明复流注与上而生。盖因喜怒忧愁、风寒湿热、气血凝滞、经络不通。"另如："左乳痈，因肝怒血滞，孔窍不利。""右乳痈，风热湿痰传于脾胃肝肺之间。""心肚痈，心经热毒壅结，经络不通。""手腕毒，生于掌后，心经受风寒暑热、喜怒惊恐，经络结滞。""便毒、鲤鱼毒，生于腿之左右缝间。此膀胱湿热伤于肝肾。""膝腿毒，膀胱受邪，流于脾胃。"

诊治尤重疮疡之形证，轻脉象之虚实。该书以经络脏腑为依据，探究病因病机，根据外在症状、病位的不同，确定治疗方法。"诸症"部分，论述各病症时，几乎无对脉象的描述。重形证、轻脉象的特点非常突出。

同一经络部位，病因不同，症状各异，治法有别。以

"第六十二形图"为例。其中便毒、鲤鱼毒和膝腿毒均为膀胱经受邪而发，因病不同，治法亦异。其文为："便毒、鲤鱼毒，生于腿之左右缝间。此膀胱湿热受于肝肾，用消毒流气饮、内托流气饮、定痛流气饮。膝腿毒，膀胱受邪，流于脾胃，用紫苏流气饮，若结久成痈，再服内托流气饮、定痛流气饮。"

此书治外科诸疾，主张内外兼治，尤重内治，首选内服。内服方多用"托里""流气""化毒"之品，对刘完素治疮"托里""疏通"之法有所继承。治法多以汤方内服，外用散、丹、膏、单方、鲜药来敷、涂、洗、熏、贴、掺、搽等，偶用三棱针、火针排脓、放血。"诸方"以汤剂为主，散剂次之，膏、丸、饼再次之，亦有药酒方。方多内服，每煎服、酒服或姜汤送服，外用以敷、洗浴方为主。

2. 学术源流

该书内容亦承袭前代医著，与《疮疡经验全书》《疮科通玄论》等有一定渊源。"诸症"之"第十一形图"的文字内容与《疮疡经验全书》卷二"蜂窠发胸"、"第四十八形图"与《疮疡经验全书》卷二"肩疽"内容高度相似，而《枕藏外科》较《疮疡经验全书》简洁。疑《枕藏外科》承于《疮疡经验全书》。如《枕藏外科》之"第十一形图"言："此图男乳蜂窠发胸。通心乳之间，心火盛，毒热迅，急用疏导心火，稍迟则热毒攻心，必死。"而《疮疡经验全书》卷二"蜂窠发胸"载："此症蜂窠发于胸乳间，乃心火热盛，须用依前疏导心火之药，稍治之迟，则热必攻心，必然死矣。”再如《枕藏外科》之“第四十八形图”言：“肩疽，肝肾膀胱受邪，气血凝滞，不得流散，先用流气饮、千金内托饮，四围以清凉膏敷贴，中间用追毒膏。”而《疮疡经验全书》卷二“肩疽”载：“肩疽受在肾膀胱，气血凝滞不行，结成疽毒也。先用流气饮、内托饮，四围以围药敷之。多服消毒饮、内托定痛散，与肩痈药同。”

此外，发髭、耳风毒、眉风毒、鬓疽、井疽、漏睛疮、锁喉疮、后心蜂窠发背、发际双发、顶门痈、发脑等均有相似叙述，但在病机、用方等方面稍有差异。二书之图像及其标示方法则迥异：《枕藏外科》多为一图多症，极少为一图一症；而《疮疡经验全书》则基本为一图一症。

此外，“第七十一形图”内容与《御修医方类聚》引《疮科通玄论·紫疥疮》、“第七十二形图”与《御修医方类聚》引《疮科通玄论·火赤疮》内容相似，《枕藏外科》无《疮科通玄论》的韵体歌赋，文字论述上更为精炼，对同一疾病的症状、病机描述大致相同，用方、治法亦相类。如《枕藏外科》之“第七十形图”言：“此图紫疥。风湿热中于心肺，发于皮肤，或痛或痒，遍身如疥癣，顶黑心陷，精神昏倦，恍惚似绳牵，生于胸腹，毒甚，呕逆，治法与疔同，已列于六十形内。”而《御修医方类聚》引《疮科通玄论·紫疥疮》载：“夫紫疥疮者，脏中毒气经络相传，发于血脉之间，疮生不拘何处，形如紫疥，或疼或痒，遍身形，顶黑陷心一作遍身形黑心石传至脏中，生呕逆。神昏多困倦，恍惚似绳缚。歌曰：紫疥，人多有根连筋骨，深，脏中毒气盛，荣卫两相侵，不拘何处，有顶黑陷中心，速涤肠中垢，秋灸夏宜针。凡疗紫疥与疔疮同治。"再如《枕藏外科》之"第七十一形图"言："此图名火赤疮，又名红丝疮。火赤疮，气血虚，风热甚，初如赤疥火燎之形。脓浆黄水流时，粘皮即破烂。先用洗毒散洗之，后服当归连翘散、乳香黄芪散。"而《御修医方类聚》引《疮科通玄论·火赤疮》载："夫火赤疮者，风邪毒甚，气血虚残，外攻皮肉之间，发在肌肤之上，初生赤色，燎浆走胤似脓胞，黄水流时，澹破，皮肤如火燎。风毒伤肌体，邪热损皮肤。歌曰：火赤疮，生如火燎，燎浆走胤遍身疼，黄水到一作流时皮肉痛，凉肌补肉自然荣。先煎消毒散，去滓冷一作次用鸡翎扫在疮上，续续频扫，服当归连翘散，或服乳香黄芪散亦得。"

　　此外，该书所收方剂多有承继前代，与后世亦有影响。如"诸方"中麝香蟾酥丸出自《普济方》，此书对后世有一定影响，如"清肺饮"在《杂病源流犀烛》中经化裁成为"清肺散"。

总 书 目

医 经

内经博议

内经提要

内经精要

医经津渡

素灵微蕴

难经直解

内经评文灵枢

内经评文素问

内经素问校证

灵素节要浅注

素问灵枢类纂约注

清儒《内经》校记五种

勿听子俗解八十一难经

黄帝内经素问详注直讲全集

基础理论

运气商

运气易览

医学寻源

医学阶梯

医学辨正

病机纂要

脏腑性鉴

校注病机赋

内经运气病释

松菊堂医学溯源

脏腑证治图说人镜经

脏腑图书症治要言合璧

伤寒金匮

伤寒考

伤寒大白

伤寒分经

伤寒正宗

伤寒寻源

伤寒折衷

伤寒经注

伤寒指归

伤寒指掌

伤寒选录

伤寒绪论

伤寒源流

伤寒撮要

伤寒缵论

医宗承启

桑韩笔语

伤寒正医录

伤寒全生集

伤寒论证辨

伤寒论纲目

伤寒论直解

伤寒论类方　　　　　　　　脉义简摩

伤寒论特解　　　　　　　　脉诀汇辨

伤寒论集注（徐赤）　　　　脉学辑要

伤寒论集注（熊寿试）　　　脉经直指

伤寒微旨论　　　　　　　　脉理正义

伤寒溯源集　　　　　　　　脉理存真

订正医圣全集　　　　　　　脉理宗经

伤寒启蒙集稿　　　　　　　脉镜须知

伤寒尚论辨似　　　　　　　察病指南

伤寒兼证析义　　　　　　　崔真人脉诀

张卿子伤寒论　　　　　　　四诊脉鉴大全

金匮要略正义　　　　　　　删注脉诀规正

金匮要略直解　　　　　　　图注脉诀辨真

高注金匮要略　　　　　　　脉诀刊误集解

伤寒论大方图解　　　　　　重订诊家直诀

伤寒论辨证广注　　　　　　人元脉影归指图说

伤寒活人指掌图　　　　　　脉诀指掌病式图说

张仲景金匮要略　　　　　　脉学注释汇参证治

伤寒六书纂要辨疑

伤寒六经辨证治法　　　　**针灸推拿**

伤寒类书活人总括　　　　　针灸节要

张仲景伤寒原文点精　　　　针灸全生

伤寒活人指掌补注辨疑　　　针灸逢源

　　　　　　　　　　　　　备急灸法

诊　法　　　　　　神灸经纶

脉微　　　　　　　　　　　传悟灵济录

玉函经　　　　　　　　　　小儿推拿广意

外诊法　　　　　　　　　　小儿推拿秘诀

舌鉴辨正　　　　　　　　　太乙神针心法

医学辑要　　　　　　　　　杨敬斋针灸全书

本　草

药征	识病捷法
药鉴	药性提要
药镜	药征续编
本草汇	药性纂要
本草便	药品化义
法古录	药理近考
食品集	食物本草
上医本草	食鉴本草
山居本草	炮炙全书
长沙药解	分类草药性
本经经释	本经序疏要
本经疏证	本经续疏证
本草分经	本草经解要
本草正义	青囊药性赋
本草汇笺	分部本草妙用
本草汇纂	本草二十四品
本草发明	本草经疏辑要
本草发挥	本草乘雅半偈
本草约言	生草药性备要
本草求原	芷园臆草题药
本草明览	类经证治本草
本草详节	神农本草经赞
本草洞诠	神农本经会通
本草真诠	神农本经校注
本草通玄	药性分类主治
本草集要	艺林汇考饮食篇
本草辑要	本草纲目易知录
本草纂要	汤液本草经雅正
	新刊药性要略大全

淑景堂改订注释寒热温平药性赋

方　书

医便

卫生编

袖珍方

仁术便览

古方汇精

圣济总录

众妙仙方

李氏医鉴

医方丛话

医方约说

医方便览

乾坤生意

悬袖便方

救急易方

程氏释方

集古良方

摄生总论

摄生秘剖

辨症良方

活人心法（朱权）

卫生家宝方

见心斋药录

寿世简便集

医方大成论

医方考绳愆

鸡峰普济方

饲鹤亭集方

临症经验方

思济堂方书

济世碎金方

揣摩有得集

匦斋急应奇方

乾坤生意秘韫

简易普济良方

内外验方秘传

名方类证医书大全

新编南北经验医方大成

临证综合

医级

医悟

丹台玉案

玉机辨症

古今医诗

本草权度

弄丸心法

医林绳墨

医学碎金

医学粹精

医宗备要

医宗宝镜

医宗撮精

医经小学

医垒元戎

证治要义

松厓医径

扁鹊心书

素仙简要

慎斋遗书

折肱漫录

济众新编

丹溪心法附余

方氏脉症正宗

世医通变要法

医林绳墨大全

医林纂要探源

普济内外全书（附 增补治瘵全编）

医方一盘珠全集

医林口谱六治秘书

温 病

伤暑论

温证指归

瘟疫发源

医寄伏阴论

温热论笺正

温热病指南集

寒瘟条辨摘要

内 科

医镜

内科摘录

证因通考

解围元薮

燥气总论

医法征验录

医略十三篇

琅嬛青囊要

医林类证集要

林氏活人录汇编

罗太无口授三法

芷园素社痎疟论疏

女 科

广生编

仁寿镜

树蕙编

女科指掌

女科撮要

广嗣全诀

广嗣要语

广嗣须知

孕育玄机

妇科玉尺

妇科百辨

妇科良方

妇科备考

妇科宝案

妇科指归

求嗣指源

坤元是保

坤中之要

祈嗣真诠

种子心法

济阴近编

济阴宝筏

秘传女科

秘珍济阴　　　　　　　　　外科真诠

黄氏女科　　　　　　　　　枕藏外科

女科万金方　　　　　　　　外科明隐集

彤园妇人科　　　　　　　　外科集验方

女科百效全书　　　　　　　外证医案汇编

叶氏女科证治　　　　　　　外科百效全书

妇科秘兰全书　　　　　　　外科活人定本

宋氏女科撮要　　　　　　　外科秘授著要

茅氏女科秘方　　　　　　　疮疡经验全书

节斋公胎产医案　　　　　　外科心法真验指掌

秘传内府经验女科　　　　　片石居疡科治法辑要

儿　　科　　　　　　　## 伤　　科

婴儿论　　　　　　　　　　正骨范

幼科折衷　　　　　　　　　接骨全书

幼科指归　　　　　　　　　跌打大全

全幼心鉴　　　　　　　　　全身骨图考正

保婴全方　　　　　　　　　伤科方书六种

保婴撮要

活幼口议　　　　　　　　　## 眼　　科

活幼心书　　　　　　　　　目经大成

小儿病源方论　　　　　　　目科捷径

幼科医学指南　　　　　　　眼科启明

痘疹活幼心法　　　　　　　眼科要旨

新刻幼科百效全书　　　　　眼科阐微

补要袖珍小儿方论　　　　　眼科集成

儿科推拿摘要辨症指南　　　眼科纂要

　　　　　　　　　　　　　银海指南

外　　科　　　　　　　明目神验方

大河外科　　　　　　　　　银海精微补

医理折衷目科

证治准绳眼科

鸿飞集论眼科

眼科开光易简秘本

眼科正宗原机启微

咽喉口齿

咽喉论

咽喉秘集

喉科心法

喉科杓指

喉科枕秘

喉科秘钥

咽喉经验秘传

养　生

易筋经

山居四要

寿世新编

厚生训纂

修龄要指

香奁润色

养生四要

养生类纂

神仙服饵

尊生要旨

黄庭内景五脏六腑补泻图

医案医话医论

纪恩录

胃气论

北行日记

李翁医记

两都医案

医案梦记

医源经旨

沈氏医案

易氏医按

高氏医案

温氏医案

鲁峰医案

赖氏脉案

瞻山医案

旧德堂医案

医论三十篇

医学穷源集

吴门治验录

沈芊绿医案

诊余举隅录

得心集医案

程原仲医案

心太平轩医案

东皋草堂医案

冰壑老人医案

芷园臆草存案

陆氏三世医验

罗谦甫治验案

临证医案笔记

丁授堂先生医案

张梦庐先生医案

养性轩临证医案　　　　　　医学集成（傅滋）

养新堂医论读本　　　　　　医学辩害

祝茹穹先生医印　　　　　　医经允中

谦益斋外科医案　　　　　　医钞类编

太医局诸科程文格　　　　　证治合参

古今医家经论汇编　　　　　宝命真诠

莲斋医意立斋案疏　　　　　活人心法（刘以仁）

医　史

医学读书志　　　　　　　　心印绀珠经

医学读书附志　　　　　　　雪潭居医约

综　合

元汇医镜　　　　　　　　　医书汇参辑成

平法寓言　　　　　　　　　罗氏会约医镜

寿芝医略　　　　　　　　　罗浩医书二种

杏苑生春　　　　　　　　　景岳全书发挥

医林正印　　　　　　　　　寿身小补家藏

医法青篇　　　　　　　　　胡文焕医书三种

医学五则　　　　　　　　　铁如意轩医书四种

医学汇函　　　　　　　　　脉药联珠药性食物考

医学集成（刘仕廉）　　　　汉阳叶氏丛刻医集二种

家藏蒙筌

嵩厓尊生书